AF314939

L'HOMOEOPATHIE

OU

LA MÉDECINE DE L'ANALOGIE

DEVANT

LA COMMISSION D'HYGIÈNE HIPPIQUE AU MINISTÈRE DE LA GUERRE

(SÉANCE OFFICIELLE DU 26 AVRIL 1861)

PROPOSITION

D'UNE

RÉFORME FONDAMENTALE DE LA MÉDECINE VÉTÉRINAIRE

SUIVIE

D'UN PARALLÈLE ENTRE LES DEUX MÉDECINES

PAR

LE DOCTEUR PERRUSSEL

ANCIEN CHIRURGIEN INTERNE DES HOPITAUX
ÉLÈVE DIRECT DE S. HAHNEMANN ET DU Dʳ DES GUIDI, MEMBRE DE PLUSIEURS SOCIÉTÉS SAVANTES
NATIONALES ET ÉTRANGÈRES, COMMISSIONNÉ DU GOUVERNEMENT AU CHOLÉRA DE 1854
MÉDAILLE DE BRONZE 1835, MÉDAILLE D'OR 1855, ETC.

> « L'opinion publique remporte
> toujours la dernière victoire. »
> (NAPOLÉON III.)

PARIS

J. B. BAILLIÈRE ET FILS

LIBRAIRES DE L'ACADÉMIE IMPÉRIALE DE MÉDECINE
Rue Hautefeuille, 19

LONDRES	NEW-YORK
HIPPOLYTE BAILLIÈRE	BAILLIÈRE BROTHERS
Regent-street, 219	Broadway, 440

MADRID, C. BAILLY-BAILLIÈRE, PLAZA DEL PRINCIPE ALFONSO, 16

1862

L'HOMŒOPATHIE

OU

LA MÉDECINE DE L'ANALOGIE

DEVANT LA COMMISSION D'HYGIÈNE HIPPIQUE

AU MINISTÈRE DE LA GUERRE

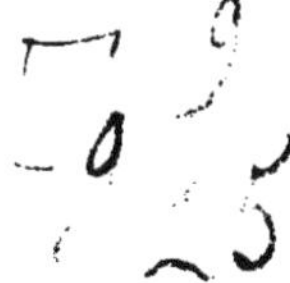

PARIS. — IMP. SIMON RAÇON ET COMP., RUE D'ERFURTH, 1.

L'HOMOEOPATHIE

OU

LA MÉDECINE DE L'ANALOGIE

DEVANT

LA COMMISSION D'HYGIÈNE HIPPIQUE AU MINISTÈRE DE LA GUERRE

(SÉANCE OFFICIELLE DU 26 AVRIL 1861)

PROPOSITION

D'UNE

RÉFORME FONDAMENTALE DE LA MÉDECINE VÉTÉRINAIRE

SUIVIE

D'UN PARALLÈLE ENTRE LES DEUX MÉDECINES

PAR

LE DOCTEUR PERRUSSEL

ANCIEN CHIRURGIEN INTERNE DES HÔPITAUX,
ÉLÈVE DIRECT DE S. HAHNEMANN ET DU Dr DES GUIDI, MEMBRE DE PLUSIEURS SOCIÉTÉS
SAVANTES NATIONALES ET ÉTRANGÈRES, COMMISSIONNÉ DU GOUVERNEMENT
AU CHOLÉRA DE 1854; MÉDAILLE DE BRONZE 1855, MÉDAILLE D'OR 1855, ETC

« L'opinion publique remporte toujours
« la dernière victoire ».
(NAPOLÉON III.)

PARIS

J. B. BAILLIÈRE ET FILS

LIBRAIRES DE L'ACADÉMIE IMPÉRIALE DE MÉDECINE
Rue Hautefeuille, 19

LONDRES	NEW-YORK
Hipp. BAILLIÈRE, 219, Regent street.	BAILLIÈRE brothers, 440, Broadway

MADRID, BAILLY-BAILLIÈRE, PLAZA DEL PRINCIPE ALFONSO, 16

1862

AVANT-PROPOS

La science de l'art de guérir, qui a occupé de tout temps les esprits les plus sérieux, n'intéresse pas le médecin, l'économiste, l'homme d'État, sous le rapport seulement des services qu'elle peut rendre à l'humanité ; elle les captive également à un point de vue qui aujourd'hui, surtout, a pris une importance des plus considérables : celui de l'agriculture, de l'économie domestique et de l'élève du cheval, pour lesquelles, cette année, par un décret qui rappelle les beaux jours de Sully et de Colbert[1], l'Empereur a réorganisé l'administration des haras.

Le mouvement imprimé par notre époque à l'esprit d'initiative et de progrès, ne pouvait être excité en

[1] Sully disait : « Le labourage et le pâturage sont les deux mamelles d'un État. »

C'est à Colbert que nous devons l'organisation première de nos haras.

faveur d'une étude à la fois plus utile et plus intéressante. En effet, en face des progrès signalés déjà ou désirés encore, dans la médecine spéciale à l'homme, si nous avons à mentionner les travaux les plus importants et les réformes les plus sages ; nous n'éprouvons pas la même satisfaction à propos de la médecine vétérinaire, chargée de veiller à tant d'intérêts divers.

Sans doute, bien des améliorations ont été signalées, ces derniers temps, dans cette branche de l'art de guérir ; mais que de lacunes restent encore à remplir pour élever cet art au simple niveau des connaissances acquises par sa sœur aînée !

Cependant, l'étude de la médecine vétérinaire, et surtout de l'*hippiatrique*, date des temps les plus reculés, puisqu'elle brillait déjà aux âges les plus héroïques de la Grèce.

Nous trouvons, en effet, à ce sujet, dans un de nos auteurs les plus estimés (Günther), des notes et des dates importantes à retenir.

Ainsi, l'histoire rapporte qu'Homère 1000 ans, et Héraclite 484 avant J. C., en font déjà mention. Xénophon cite aussi des théories et des pratiques intéressantes, préconisées par divers vétérinaires grecs, entre autres par Cimon, d'Athènes (486 av. J. C.). L'empereur Constantin Porphyrogénète, né en 901, publia sous le titre d'*Hippiatrique*, un recueil volumineux, que le médecin Ruelle traduisit en latin, par ordre de François Iᵉʳ.

Hippocrate, né en 460 avant J. C., s'était aussi livré à des dissections sur les animaux ; et Galien, né la 131ᵉ année de notre ère, a fait l'application à l'homme des connaissances anatomiques acquises de cette manière. Comme on le voit, les pionniers n'ont pas manqué à cette mine féconde, et leur mérite nous est un sûr garant de l'importance qu'ils attachaient à de pareilles études. A part quelques autres infatigables travailleurs, tels que Columelle et Celse, nous ne trouvons plus rien d'important à ce sujet, avant la fin du seizième siècle, époque à laquelle l'Italien *Carolo Reyni* donna un traité de l'anatomie du cheval.

Depuis lors, dans toute l'Europe, poussés soit par les instincts ambitieux de la guerre, soit par les besoins réparateurs de l'agriculture, les hommes d'État qui présidaient à la destinée des empires ont imprimé, dans le sens de cet art, un mouvement progressif qui n'a peut-être jamais été plus considérable qu'à notre époque, surtout pour tout ce qui concerne l'amélioration de la race chevaline.

Ainsi, en Angleterre et en France, pour ne citer que les deux nations qui ont développé, à ce sujet, le plus d'intelligence et fait le plus de sacrifices, on s'est occupé avec un zèle continu de cette étude. Enfin, au commencement du dix-huitième siècle, de cruelles épizooties ayant ravagé l'Europe, les gouvernements engagèrent les médecins les plus célèbres à s'en occuper activement. Ce fut alors que parurent les travaux de Ramazzini et de Lancisi, en Italie ; de Sauvages, Vicq-d'Azyr et Paulet, en France. En face d'un mouvement scientifique aussi bien soutenu, et dans lequel se sont distingués, de nos jours, les professeurs les plus érudits, les praticiens les plus zélés, on ne nous accusera pas, nous l'espérons du moins, de déroger, en mêlant nos études hippiatriques à celles qui n'ont cessé de nous captiver jusqu'à ce jour.

Déjà, la réforme apportée par notre illustre maître, n'a-t-elle pas entraîné dans cette voie toute une phalange de praticiens et d'écrivains habiles, parmi lesquels nous citerons en première ligne, en Allemagne : MM. Lux et Günther ; en France, notre honorable collègue M. Bouguié, de Paris.

Des circonstances particulières nous ayant permis d'utiliser notre séjour à Saumur, où nous avons été retenu plus longtemps par le cours d'écuyer-instructeur, suivi par notre second fils, nous avons tenté des études et des expériences sur cette matière, que nous croyons de notre devoir de ne pas laisser perdre. Nous voyons, en effet, dans notre essai, un fait grave qu'il serait bon, peut-être, de garder dans nos archives, comme un précédent, d'une certaine autorité, et qui s'est passé devant un corps savant désigné par un ministre. Aucun fait de ce genre ne nous semble s'être présenté encore dans l'histoire de notre réforme médicale.

Et, la *Société homœopathique de France* nous ayant fait répondre, à propos de l'insertion de ce mémoire, qu'elle redoutait d'en voir surgir une polémique, nous avons cédé, pour cette bonne raison, à la demande de notre honorable confrère le docteur Jahr, directeur du *Bulletin de l'art de guérir*.

Et désireux d'intéresser, sans les fatiguer, les nombreux lecteurs de ce journal dévoué à l'enseignement de la nouvelle médecine, nous diviserons notre travail de la manière suivante :

1° Considérations générales sur la base scientifique de toute pratique médicale, sur la nécessité d'une *loi directrice* pour toute méthode thérapeutique;

2° Quelle est la loi directrice, la base scientifique de l'art vétérinaire officiel;

3° Coup d'œil sur nos expériences;

4° Compte rendu de la séance officielle de la *Commission d'hygiène hippique* :

    A. Observations, traitements;

    B. Argumentation;

    C. Avantages de la méthode proposée;

5° Conclusion.

L'HOMŒOPATHIE

OU

LA MÉDECINE DE L'ANALOGIE

I

1ᵉ *Considérations sur la base scientifique et la nécessité d'une* LOI DIRECTRICE *dans toute pratique médicale.*

Dans les pratiques les plus simples comme les plus compliquées, pour que l'esprit y trouve son compte au même titre que le bien public, il faut que les doctrines, les méthodes qui servent de base à ces mêmes pratiques, possèdent réellement un enseignement positif, une théorie définie, une LOI DIRECTRICE quelconque.

En dehors de là, rien n'est régulier, exact, productif ; tout rentre dans le vague et se perd dans le cercle vicieux du doute, des conjectures, de la stérilité.

Un de nos savants confrères l'a dit dans un moment solennel :

« Celui qui, embrassant d'un regard l'ensemble des
« sciences médicales, cherche à en expliquer les pro-
« grès aux diverses époques de l'histoire, reconnaît
« qu'à chacune de ses phases progressives, correspond
« *un principe*, une *formule* générale, une *méthode phi-*
« *losophique*, qui devient la source génératrice de mille
» développements faciles à rattacher les uns aux autres
» par un *lien commun*[1]. »

Nous le répéterons donc, nous aussi, et longtemps encore, parce que c'est notre conviction intime :

« En dehors de tout principe, de toute idée, de tout
« lien commun, il n'y a pas de doctrine, de méthode,
« de science ; et partant, il ne peut y avoir de résultats
« positifs, de progrès réels, de produits utiles. »

Donc, la première question à se poser, en abordant n'importe quelle pratique mise à l'étude ou déjà passée par besoin ou force d'habitude dans le domaine public, serait de se demander :

Quelle est sa loi, sa raison d'être, sa méthode scien-tifique ?

Là seulement, en effet, est la vérité, le salut ; là seulement est la plus grande compensation que puisse ambitionner le travailleur, au milieu des déceptions qui l'abreuvent.

Et cette base, cette loi directrice bien reconnues, la pratique une fois admise comme logiquement fondée,

[1] Le docteur Barrier, de Lyon, dans son discours d'entrée au majorat de l'Hôtel-Dieu, succédant au docteur Pétrequin, notre ancien collègue à l'internat.

la vérité qu'elles apportent, qu'elles utilisent et pro-
pagent, n'est pas seulement pour le philosophe un fait
isolé, sans corrélation aucune avec les autres vérités ;
bien au contraire.

En effet, et c'est là un des priviléges de toute vérité :
C'est qu'elle vient se fondre, une fois bien démontrée
et reconnue, *avec toutes les vérités acquises, par un
point quelconque du lien commun qui les rallie toutes,
et les fait converger par un ensemble parfait, vers une
harmonie universelle.*

C'est à cette pensée élevée, à ce besoin impérieux
d'une logique incorruptible, que nous avions obéi, en
publiant en 1846, la *Vérité en médecine, trouvée et
démontrée par la loi de l'attraction universelle* [1].

Il nous avait semblé, alors comme aujourd'hui,
que la vérité étant UNE comme un immense foyer de
lumières, chaque rayon qui s'en détache, en nous pré-
sentant les apparences ou les fondements d'une vérité
quelconque, devait nécessairement, comme tout autre
rayon, pouvoir remonter lui aussi à sa source. Cette
idée pouvait paraître originale, peut-être, mais du
moins elle pouvait être épousée et soutenue ; et c'est ce
que nous avons fait.

Aujourd'hui que le temps, après avoir modifié autour
de nous bien des choses, semble nous obliger à une
confession nouvelle, nous ne craignons pas d'avouer
que nous avons absolument la même conviction ; et
que, corroborée par des faits nouveaux et nombreux, la
foi qui nous anime nous oblige aussi à proclamer que :

[1] Édition épuisée.

la voie que nous avions adoptée alors, était bien la meilleure et la plus salutaire.

N'avons-nous pas tous déjà, pour ces études sévères et ardues, des maîtres du plus rare mérite et dignes de la plus grande confiance?

Ainsi, Bacon, Descartes et Malebranche, le premier dans les sciences objectives, les seconds dans l'ordre métaphysique, n'avaient-ils pas proclamé l'indépendance de la raison, et la nécessité absolue de son application dans toute science? N'était-ce pas fonder l'étude de l'analyse et de la synthèse, et forcer à la recherche de la vérité, à la connaissance des causes, pour lesquelles le *Discours sur la méthode* venait préparer les esprits, en leur fournissant un plan de conduite pour arriver au but.

Éclairé par le *Traité de l'homme* de Descartes, Malebranche n'avait-il pas compris et confirmé de son exemple, le grand mouvement imprimé aux études philosophiques de son temps, et montré lui-même par son beau livre : *Recherche de la vérité*, comment il fallait dégager les idées abstraites des erreurs et de l'imagination, pour les placer dans leur véritable jour, et les coordonner par un même lien, en les fortifiant par cette liaison même?

Admirable époque ! que celle où de pareils maîtres enseignaient le plan à suivre dans chaque étude, et apprenaient à ne marcher qu'avec certitude, aussi bien dans les sciences objectives que dans celles de l'ordre métaphysique.

Et comment nous serait-il possible d'agir en dehors de ces voies salutaires?

En effet : créer l'édifice scientifique par l'observation et l'analyse à l'aide des faits ; le continuer par la généralisation et la synthèse, en lui donnant pour liens des lois, des principes ; enfin, le couronner par l'énumération des causes, et le formuler ensuite à l'état de théorie, de doctrine ; n'est-ce pas là l'unique méthode, la seule infaillible qu'aient préconisée les philosophes que nous venons de citer.

Nous croyons donc être en droit de le dire :

Désormais aucune science, aucune pratique, ne pourra plus échapper au jugement du philosophe ; car toutes devront répondre à l'analyse : par le *principe* qui les vivifie ; à la synthèse : par le *lien* étroit qui les rallie aux autres sciences, aux autres vérités connues. En un mot, *toute doctrine, toute pratique, doit forcément posséder un principe, une loi directrice qui la constitue et lui serve de guide.*

II

2° Quelle est la base scientifique, la loi directrice de l'art vétérinaire officiel?

En face des considérations générales que nous venons d'émettre, on ne s'étonnera pas, si, en passant de nos études préférées dans le champ voisin, nous avons, tout d'abord, dû procéder par la forme interrogative, en demandant :

« Quelle est la loi scientifique, quel est le principe
« fondamental qui préside à la pratique de l'art vétéri-
« naire, pour élever celui-ci à la hauteur d'une *science*
« et d'une pratique *positives?* »

On ne s'étonnera pas davantage, peut-être, si la réponse négative que nous avons reçue sur toute la ligne, et que l'expérience ne nous a que trop confirmée, est venue encourager nos pas dans cette inspection nouvelle, pour nous en faire dégager, s'il est possible, la vérité de l'erreur qui l'enveloppe encore, et l'empêche de produire tout le bien qu'on est en droit d'en attendre.

Amené ainsi, armé de l'instrument invincible de la logique, à nous faire pareille demande, en face de la médecine vétérinaire officielle, et des prétentions ou pouvoirs qu'elle exerce avec tant d'autorité :

« Quelle est sa doctrine, sa théorie? »

Et à celles-ci :

« Quelle est leur loi, leur raison d'être? »

Il nous a été aussi facile que douloureux de reconnaître : qu'il n'y avait pas d'autre réponse pour nous, que celle-ci :

Néant !

En effet, tout ce qu'il est possible de savoir de l'enseignement et de la pratique adoptés par la Vétérinaire, à notre époque et dans notre pays, semble justifier ce que nous osons avancer à ce sujet, savoir :

Qu'il n'y a pas de science positive, de médecine définie dans cette branche de l'art de guérir.

Et comment pourrait-il en être autrement? quand, à propos de la médecine spéciale à l'homme, un éminent professeur de l'école de Paris vient tout récemment, dans une lettre qui fera époque, d'écrire ces lignes accusatrices :

« *La très-grande majorité des médecins n'ayant pas
de* DOCTRINE *proprement dite*[1]*...* »

Comment, alors, en face d'un aussi déplorable cri
de détresse, s'étonner encore des morts précipitées qui
se multiplient et nous surprennent, telles que celles du
comte de Cavour, de la reine et du roi de Portugal, du
prince Albert!! Et comment alors aussi admettre que
l'art vétérinaire qui s'est toujours guidé d'après les er-
rements de la médecine, sa sœur aînée, soit plus avancé
qu'elle! Où donc puiserait-il sa direction?

Nous ne ferons donc pas ici la critique analytique des
prétendus principes en honneur dans cet art, attendu
que nous n'en trouvons aucun de fondamental; et en
existât-il un seul, que nous le trouverions rallié aux
divers aphorismes fournis par Hippocrate, et fort *discu-
table* alors.

Car, de ces aphorismes de notre PREMIER MAÎTRE à
tous, nous savons aujourd'hui ce que l'expérience nous
permet d'en admettre.

L'étude critique des divers systèmes en médecine,
basés sur les œuvres d'Hippocrate, et préférés par telle
ou telle école, a été faite par plusieurs de nos savants
confrères, avec un tel coup d'œil et un tel succès, qu'il
n'est pas nécessaire d'y revenir en ce moment. Il nous
suffira donc d'insister uniquement sur ce point, savoir:
que c'est surtout sur l'aphorisme *le plus* en honneur:
Contraria contrariis curantur, qu'ont été calqués
les enseignements qui servent de base à la pratique de
la Vétérinaire officielle.

[1] Première lettre mensuelle du docteur Piorry. *Abeille médicale* du
21 août 1861.

Or, l'on sait aujourd'hui toute la valeur de cette pratique des *contraires*, de l'*antagonisme*, de l'*antipathie*, qui oublie, au physique comme au moral, la puissance des *réactions vitales*, si impérieuses, si funestes dans ce cas! Et nous est-il sérieusement possible, aujourd'hui, de fonder rien de solide et de vrai sur une pareille base?

Serait-ce, par hasard, dans les leçons fécondes de la physiologie, que cet art chercherait la voie qui doit le sauver des incertitudes, des tâtonnements, des dangers de sa route? Le plus simple examen de ses travaux suffirait bien vite à nous éclairer à ce sujet, par l'abandon qu'il fait, dans presque tous les cas, de cette science indispensable des lois, des phénomènes de la vie.

En effet, partout et toujours, l'attention du praticien est primitivement portée sur l'affection *organique*, considérée en *elle-même;* de sorte que la règle la plus suivie en thérapeutique, par lui, est celle du *loco dolenti.*

Si parfois une médication interne est conseillée, elle n'a qu'un but, celui, à l'aide de substances encore *mal étudiées*, de provoquer des révulsions cutanées ou des superpurgations, qui ne prouvent que trop qu'on n'a tenu aucun compte des synergies et sympathies du sujet.

Le *Dynanisme vital*, cette puissance irréfutable, a-t-il été étudié, compris et chaque fois sagement utilisé?

L'École de Van-Helmont et de Stahl, ainsi que les vues élevées de Barthez et de Bichat, ont-elles été dans ce but, consultées avec profit? Nous ne le pensons pas, et rien ne le prouve.

Faut-il lui demander enfin, si c'est dans l'étude de la

pathogénésie, cette connaissance *positive* des médicaments, qu'il a puisé ses conseils? Quelle pourrait être sa réponse? Nous ne la devinons que trop!

Et pourtant, un exemple formidable et déjà ancien, aurait pu l'éclairer et le guider ! L'emploi du *cowpox*, résultat d'une maladie naturelle, employé ponr en *guérir une autre* entièrement *analogue*, n'aurait-il pas dû le mettre sur la voie? Mais, non ! rien ne paraît avoir sauvé cette branche de l'art de guérir, du vide affreux dans lequel tourbillonnent depuis tant de siècles, malgré les efforts les plus généreux, les travaux les plus importants, les diverses écoles qui se sont succédé jusqu'à Hahnemann !

Ainsi, des *Aphorismes* d'Hippocrate et des enseignements de la tradition, nous ne trouvons dans cet art de conservé, que l'aphorisme *contraria contrariis*, dont nous savons assez les dangers !

Du *Dynanisme vital*, comme guide ou moteur, nous ne trouvons que des traces insaisissables !

Du *Dynanisme médicamenteux*, enseigné par la pathogénésie, nous ne trouvons RIEN ! !

Notre critique, quoique réduite comme on le voit, à sa plus simple expression, parce qu'elle peut être remplacée par des études plus complètes, qui arriveront au même but que le nôtre, nous suffit donc largement à avancer, jusqu'à preuve du contraire, que :

« *La médecine vétérinaire officielle telle qu'elle est*
« *professée et pratiquée par les écoles, ne repose pas sur*
« *un* PRINCIPE, *sur une* LOI DIRECTRICE, *qui serve de base*
« *à son enseignement, à sa thérapeutique.* »

III.

*3° Coup-d'œil sur nos expériences.— Demande au Ministre.—
Commission d'hygiène hippique.*

Ce qui pourrait concourir à démontrer bien plus
encore : que la SCIENCE de l'art de guérir n'est pas
trouvée dans la médecine vétérinaire : c'est l'insuccès
que l'on rencontre dans la plupart de ses traitements.

Ce que nous allons raconter servira, nous le croyons,
de preuve nouvelle à ce sujet.

Occupé depuis plus de deux ans, avec le concours
d'un vétérinaire distingué de l'École impériale de cavalerie de Saumur, à rechercher les moyens d'arriver à
quelque réforme en thérapeutique, nous nous déci-
dâmes à tenter quelques applications de la *loi d'analogie*, de *similitude*, qui préside avec tant de succès à
notre *vérité en médecine* appliquée à l'homme.

Les résultats que nous avons obtenus n'ont pas tardé
de nous convaincre, une fois encore, de la supériorité
des procédés nouveaux que nous apportions.

Le premier fait se passa sur un cheval âgé, de forte
taille, qui était atteint d'un *farcin chronique*. Le traitement, indiqué autant par l'état constitutionnel du sujet,
que par les caractères du mal, eut un effet complet de
réussite qui étonna tous les témoins.

Le deuxième fait eut lieu sur un cheval atteint d'une
plaie fistuleuse à l'épaule gauche, avec carie, disait-on,
d'une des côtes. Le succès fut aussi remarquable que le
premier. Ces deux chevaux, qu'on traitait *en vain
depuis quatre mois*, rentrèrent dans les escadrons de

manœuvres, après un traitement de cinq à six semaines à peine.

C'était là un événement grave et digne d'éveiller l'attention de l'autorité supérieure; ce fut en effet ce qui arriva. Aussi fûmes-nous prié de rédiger un mémoire pour Sa Majesté, sur cette importante question, et une demande en autorisation, qui devait être remise par le général commandant l'École à M. le général de division Feray, inspecteur désigné et attendu prochainement.

Et, dès le 6 janvier 1861, S. Exc. le ministre de la guerre, mis au courant de nos essais et de notre demande, répondait déjà par un espoir des plus favorables.

Faut-il l'avouer? Nous n'avions pas moins attendu des sympathies de l'autorité locale que nous avions eu le bonheur de captiver et de mettre au nombre désormais de nos véritables amis et propagateurs. Qu'il nous soit donc permis, ici, de témoigner toute notre reconnaissance à M. le général commandant l'École, à MM. le sous-préfet, le sous-intendant, le colonel et le commandant du manége, pour l'honorable concours dont ils ont bien voulu, à cette occasion, nous assister avec tant de bienveillance.

Nos honorables confrères nous rendront donc cette justice, qu'ainsi accompagnée et soutenue de pareilles autorités, notre chère doctrine n'avait rien à perdre de la considération que nous devons tous chercher à lui acquérir.

Et dût notre démarche être anéantie, comme tant d'autres de ce genre, par des volontés ou des raisons supérieures encore aux besoins impérieux de la science et de l'humanité, que nous ne nous en féliciterions pas moins d'avoir eu le courage de la tenter. Qui sait si ce grain de sable, jeté ainsi dans l'espace, ne pourra pas un jour, servi par des éléments complétement favorables, devenir la première pierre d'un solide édifice?

La réponse du ministre se fit attendre le temps voulu pour ces sortes de demandes; et, le 26 avril suivant, la *Commission d'hygiène hippique* recevait l'ordre de se réunir pour entendre l'exposé de notre méthode.

Cette commission était ainsi composée :

MM. le général de division Bougenel, président;

> Boudin, docteur-médecin, chirurgien en chef de Vincennes;

> Renault, ex-directeur d'Alfort, inspecteur, etc.;
> Un colonel;

> Un sous-intendant;

> Trois chimistes;

> Deux vétérinaires principaux;

> Un vétérinaire en premier, secrétaire.

Tel était le tribunal exceptionnel devant lequel notre médecine allait avoir, non pas à se produire, comme nous l'avions espéré, mais bien à se défendre.

IV

1° Compte rendu de la séance.

Il n'est aucun de nos honorables confrères, quel que puisse être le talent d'exposition dont il se sente doué, qui ne comprenne ce qui a dû se passer dans notre esprit, en face de semblables juges, que nous eussions certainement révoqués, si nous en avions eu le droit. Notre émotion était profonde, à la pensée surtout de l'immensité de la tâche qui nous incombait, et qui grandissait encore en face de l'isolement où nous nous trouvions.

Mais, si nous avions à trembler pour notre faiblesse et notre doctrine livrées ainsi à des adversaires inconciliables, dans un duel aussi inégal, et sans autres témoins que les combattants eux-mêmes, au nombre de douze contre un; nous sentîmes bientôt nos forces se relever, par la conviction profonde où nous étions que nous allions défendre une cause juste entre toutes. Et, sous ce rapport, il n'est personne de nous qui ne l'ait senti : le courage du soldat comme l'énergie de l'apôtre grandissent d'autant que leur âme est plus dégagée des choses de la terre, et plus raffermie par les inspirations d'une foi inébranlable.

De plus, l'occasion était trop belle pour nous de pouvoir dire hautement, et devant un cercle de notabilités officielles, notre opinion entière sur le vide de la méthode que nous venions combattre, et sur la valeur incomparable de celle que nous proposions. Nous ne pouvions donc ni nous repentir de notre témérité, ni reculer devant nos convictions.

Aussi, une fois arrivé au rendez-vous indiqué, dans la salle des séances ordinaires, et placé à notre fauteuil, en face du redoutable tapis vert, avons-nous débuté de la manière suivante [1] :

« Messieurs,

« Permettez-moi d'abord de remercier Sa Majesté l'Empereur et S. Exc. le Ministre de la guerre, pour l'honneur d'être appelé auprès de vous, afin d'exposer une méthode scientifique destinée, je ne crains pas de le dire, à rendre les plus grands services à l'État.

« La question dont j'ai, en effet, à vous entretenir, messieurs, me paraît si importante, que je me sens confus de l'initiative que j'ai prise, et surtout de m'en être chargé seul.

« Cependant, comme ma conviction est aussi profonde que désintéressée, j'ai cru de mon devoir de ne pas reculer.

« Je ne viens pas vous proposer un REMÈDE contre telle ou telle maladie, comme on ne le fait que trop souvent, mais bien une MÉTHODE complète, un moyen certain de réformer la thérapeutique hippique, et, partant, son enseignement.

« Désireux, par-dessus tout, d'arriver à vous convaincre de toute l'utilité de cette réforme, je me mets entièrement à votre disposition, à ce sujet, et vais vous demander de quelle manière vous désirez que je procède.

---

[1] Je puis garantir l'authenticité de mes paroles et de mes idées, que ma mémoire conservera longtemps aussi fraîches qu'au premier jour.

« Ainsi, dois-je attendre vos interrogations pour y répondre à mesure ?

(*Pas de réponse.*)

« Ou bien préférez-vous que, procédant par l'exposé et l'analyse des faits, j'en vienne à les rallier à un principe dont je ferais le point de départ, la *base scientifique* de la nouvelle méthode ?

(*Silence complet !*)

« Je dois cependant vous le dire, messieurs, il s'agit d'une science qu'il n'est pas facile d'exposer *ex abrupto*, et surtout sans fatigue pour les uns et les autres. Cependant, s'il le faut, je m'y résignerai, tout en vous priant de vouloir bien m'accorder votre indulgence pour une exposition que je ne prévoyais pas faire ainsi.

« Et d'abord, messieurs, il faut bien que vous me le permettiez, car c'est le droit de tout esprit sérieux, en face d'une pratique qui prend les allures d'une science ; je demanderai :

« *Quelle est la méthode, la loi directrice qui sert de* « *base à la thérapeutique de l'art vétérinaire ?* »

« L'histoire de ses travaux, de ses traitements, de ses expériences, ne prouve que trop que, chez lui comme chez sa sœur aînée, rien de *positif*, de *démontré*, n'existe encore à ce sujet, dans les écoles, du moins.

« Il est du plus simple bon sens, en effet, de penser que, si quelque chose de défini, de bien arrêté, existait dans ce genre, personne ne songerait à découvrir une règle nouvelle, surtout si celle en usage répondait par ses résultats à tout ce qu'on attend d'elle.

« Ma présence même ici serait un non-sens complet, si un besoin réel ne se faisait sentir de combler dans cette branche médicale le vide affreux qu'on y déplore.

« Je crois donc avoir quelque droit de vous dire, en face des propositions qui vous sont faites à chaque instant, au sujet de telle ou telle maladie :

« *Qu'il n'y a pas de règle, de méthode, de thérapeutique bien décidées, dans l'art vétérinaire.*

« Et que, par conséquent, il est permis de vous offrir toute espèce de théorie à ce sujet.

« Je ne m'arrêterai donc pas à étudier devant vous si vous suivez le principe *contraria contrariis curantur*, renouvelé d'Hippocrate par Galien; ou si vous préférez la méthode de la *Révulsion*, sur laquelle l'Académie a tant discuté sans avancer la question; moyens condamnés par les résultats.

« Je ne m'occuperai pas davantage de la prétendue méthode *substitutive* de MM. Bouchardat et Trousseau, parce que j'y trouverais trop de raisons pour démontrer qu'elle n'est qu'une pâle copie de la doctrine de Hahnemann, et par conséquent de la *méthode* dont j'ai l'intention de vous entretenir.

« Il me suffira donc de savoir positivement, avec vous : que le fait seul *de vous voir réunis* en conseil, pour *entendre une proposition* de *méthode* thérapeutique, est une *preuve* plus que *suffisante* que vous *n'en avez pas*, et que vous en *cherchez une.*

« Or, la méthode que je vous apporte présente, à mon idée, tous les caractères absolus qui constituent une SCIENCE.

« Ainsi, elle a *une loi directrice qui préside à tous*

ses actes, qui rallie tous ses faits, en les ramenant à un même principe; ce qui en fait forcément une méthode *scientifique, positive.* Restera ensuite à l'application de démontrer si elle est vraie ou fausse.

« Or, cette méthode a déjà subi, depuis plus de soixante-dix ans en Allemagne, et de trente ans en France, la rude épreuve de l'expérience ; et partout les résultats ont confirmé la justesse de ses procédés.

« De telle sorte que cette méthode, simple, claire, précise comme toute doctrine scientifique, peut être facilement expérimentée, et répondra toujours par les mêmes résultats, si on l'interroge de la seule manière qui lui convienne.

« Le nom que je lui donnerai rend parfaitement l'idée qu'elle représente ; je l'appellerai :

*Méthode de l'*ANALOGIE *en médecine.*

« Elle consiste, comme il est déjà facile de le voir, à appliquer dans *toute maladie,* parfaitement étudiée et caractérisée, un *traitement* en tout *analogue* à elle-même.

« C'est-à-dire que les médicaments ayant été, *a priori,* étudiés et reconnus doués de propriétés *natives, toriques;* l'opération mentale du praticien consiste à rechercher le remède se *rapprochant* le plus, par ses effets, de l'état pathologique qu'il faut guérir.

« Et cette méthode, messieurs, n'est pas nouvelle dans la science ; elle a une origine très-ancienne, très-orthodoxe, car elle correspond par la tradition à cet aphorisme d'Hippocrate : *Vomitus vomitu curatur;* et à cet autre : *Per similia adhibita ex morbo sanatur* (de locis).

« Depuis lors, Paracelse et Stahl avaient consacré ce principe, et, depuis eux, Hahnemann l'a pris pour base de sa doctrine médicale, que M. Trousseau, imitant le geai de la fable, a cherché à remplacer par ce qu'il veut bien appeler sa méthode SUBSTITUTIVE.

« Mais, messieurs, ce qui distingue essentiellement les hommes de génie de ceux qui cherchent à les copier, c'est que les premiers complètent toujours leurs œuvres en leur donnant un cachet scientifique qui les fait briller aux yeux de tous ; tandis que les autres n'arrivent, à grands frais d'efforts de toute nature, qu'à leur donner les apparences fallacieuses d'une demi-vérité.

« En effet, M. Trousseau, pour appliquer sa méthode, n'a seulement pas les moyens *positifs* de le faire ; car encore faut-il, pour substituer une maladie *médicinale* à une maladie *naturelle*, savoir où prendre des médicaments ayant la puissance de *produire* telle ou telle maladie. Or, où, à quelle époque et comment M. Trousseau et son école ont-ils soumis à des expérimentations sur l'*homme sain* les médicaments ? Quelles sont les propriétés nocives naturelles qu'il leur a trouvées ?

« Pour ne prendre qu'un exemple à ce sujet, soit la *belladone*, dont M. Bretonneau, son maître, et lui-même ont tant abusé, quelles sont les propriétés qu'ils lui ont reconnues ? UNE SEULE ! !... La dilatation de la pupille et de certains sphincters ou autres anneaux. Tandis que notre maître et bien d'autres expérimentateurs ont trouvé à cette substance plus de 1,500 effets *pathogénétiques* réels.

« Comme vous le voyez, messieurs, il ne suffit pas

d'innover, il faut encore que l'innovation ne ressemble pas à un plagiat, et encore moins à une complète imperfection, comme la prétendue médecine *substitutive*, qui ne *substitue* rien, car elle n'a pas même su recueillir des armes pour agir dans le sens thérapeutique qu'elle se propose. Il me serait facile d'insister à ce sujet, mais je craindrais d'abuser de votre attention, dont j'ai tant besoin pour des faits plus complets et concluants.

« Je ne trouve donc pas dans les méthodes anciennes ou nouvelles CELLE qui sert de guide positif à l'art vétérinaire, et je me sens, par le fait, pleinement autorisé à insister sur CELLE qui, dans ma conviction, mériterait à tant de titres de vous être longuement et complétement exposée.

« Vous me pardonnerez donc, messieurs, de vous le dire ainsi à la hâte ; mais je reste bien convaincu et suffisamment renseigné par des études longues et sérieuses, par des expériences répétées depuis près de trente ans, que la *méthode* de *l'analogie* peut répondre à tous les besoins, et les satisfaire mieux que toute autre méthode connue en thérapeutique.

« Mais quels sont, me direz-vous, les éléments, les principes fondamentaux de cette méthode ?

« Les voici, autant du moins que peut me le permettre une improvisation aussi tronquée :

« D'abord, si le fait d'une *analogie* plus ou moins complète entre la maladie et un médicament approprié est *indispensable*, TOUT N'EST PAS LA.

« Il faut encore remplir les conditions suivantes, savoir :

« 1° Faire, *a priori*, l'expérimentation des médicaments sur l'homme sain, comme Haller l'avait déjà demandé, et comme Hahnemann, son compatriote, l'a réalisé. C'est là ce qu'il a appelé la *pathogénésie*.

« 2° Il faut ensuite s'occuper d'une préparation différente de celles ordinaires pour les médicaments, afin de développer en eux leurs propriétés réelles, et de les débarrasser de leur action *physico-chimique*. C'est là ce que notre maître a appelé la *dynamisation*.

« 3° Il faut encore, comme conséquence forcée de ces premières conditions, changer les doses des médicaments, abandonner celles du matérialisme brutal des écoles, et adopter la *posologie* de Hahnemann, c'est-à-dire ses doses *infinitésimales*.

« L'application de la *loi d'analogie* ne peut, disons-le, être rationnelle et fructueuse qu'à la condition de remplir ces diverses exigences.

« A propos des doses infinitésimales, je sais très-bien, messieurs, qu'on en a fait un sujet de critique, de ridicule même, avec lesquels on ne cesse encore de nous poursuivre. Mais, sans m'approfondir trop sur ce fait, il me sera facile de renvoyer à qui de droit le ridicule dont on veut bien entourer une question des plus sérieuses, des plus physiologiques.

« En effet, du moment qu'on admet la vérité et la nécessité, par l'expérience, de la *loi* de l'*analogie*, d'une parfaite ressemblance des symptômes du médicament avec ceux de la maladie ; ne sera-t-on pas également forcé d'admettre : que dans l'application des symptômes du *remède* sur *ceux* du *mal*, comme dans la coïncidence d'un triangle avec son *isorèle :* les *mêmes parties*, les *mêmes organes*, les *mêmes sensibilités* des deux points mis ainsi en rapport, vont se trouver *confondus* dans une *même* et *similaire* action médicatrice?

« Or, messieurs, si les fibres nerveuses, musculaires, tendineuses, devenues le siége dans la maladie locale ou générale, de douleurs violentes, intolérables, sont, tout à coup, en vertu des synergies vitales et de l'exaltation de l'innervation dans l'état pathologique, frappées par une dose violente, massive, d'un médicament des plus *analogues*, de quelle gravité, je vous le demande, ne sera pas suivie pareille tactique?

« Est-ce donc, comme au temps de Paracelse et de Boërhaave, avec des doses massives, des leviers et des cabestans, qu'il nous faut sonder les susceptibilités vitales?

« Et faut-il rappeler la leçon si profonde et d'une moralité si parfaite pour nous, en ce cas, de l'ours de la fable?

« Et si la nature, que nous étudions dans toutes ses manifestations, sans l'imiter, ne procède pas toujours avec prudence dans les crises qu'elle prépare ; si, pour sauver le malade, elle sacrifie souvent un organe; est-ce une raison pour baser notre thérapeutique sur cette méthode aveugle?

« Plongera-t-on dans l'eau ou l'huile bouillante la main qui vient d'être frappée de brûlure, quand de simples lotions d'eau et d'alcool chauffés suffiront?

« Approchera-t-on d'un foyer ardent le voyageur frappé de congélation, quand de simples frictions avec de la neige, c'est-à-dire avec une dose minime et convenable de réfrigération, le sauveront de la mort inévitable que lui prépare le premier procédé?

« En face de ces phénomènes physiques et physiologiques, ajoutons que rien ne peut se comparer à ce qui se passe par nos remèdes, dans notre organisme, dont rien au monde, pas même l'électricité, ne peut égaler l'impressionnabilité, surtout à l'état de maladie.

« Les exemples, en thérapeutique, de l'application de la *loi d'analogie* fourmillent, on peut le dire ; et bien des praticiens éminents sont arrivés aussi, et pour bonne cause, à des doses vraiment fabuleuses comme *infinitésimalité*. M. Bretonneau, à la fin, ne donnait plus la *belladone* qu'à des 50ᵉ, 100ᵉ de grain !

« Je n'insisterai donc pas sur cette question des doses, mais j'avais besoin de m'y arrêter pour faire comprendre qu'elle était mal comprise par nos détracteurs et qu'elle méritait plus d'attention.

« Et, pour en revenir à la question principale qui nous occupe par-dessus tout, je terminerai ces preuves par la citation d'un fait qui vous est bien connu, celui de la vaccine, qui, par l'application du *cowpox*, produit chez l'enfant, à une dose des plus *minimes*, toute une *maladie* artificielle, d'une *analogie* très-similaire à celle de la maladie qu'on veut *prévenir* ou *annihiler*. Est-il possible, dans ce cas comme dans celui de l'inoculation employée autrefois, de nier la présence d'un fait parfaitement apte à fournir une preuve incontestable du *principe* que je cherche à faire prévaloir ici ?

« Or, s'il est possible de prouver, par des expériences répétées, que ce qui se passe dans la vaccine peut se passer dans d'autres cas, si on se place dans

les conditions les plus favorables : la méthode que je
propose ne se trouverait-elle pas jugée favorablement
et nécessairement admissible?

Et cette méthode en médecine, il faut bien le répéter, offre de si grands avantages par la simplicité d'a-
bord de son application, par les économies immenses
qu'elle permettra de réaliser dans le budget de l'armée,
par les services qu'elle rendra à l'agriculture, que j'ai
pensé de mon devoir d'en éclairer le gouvernement au
simple point de vue d'abord de la *médecine vétérinaire*.

« N'allez pas croire, messieurs, que tout soit positivement à refaire à ce sujet dans l'organisation de vos écoles.
Il suffirait d'y modifier seulement les études de la quatrième année, pendant laquelle les élèves ont à s'occuper
spécialement de *matière médicale* et de *thérapeutique*.

« Loin de moi aussi la pensée de prétendre que notre
méthode, qui nous réussit chez l'homme, sur lequel elle
a été expérimentée à l'état sain, soit toujours d'une application aussi heureuse et convenable sur le cheval,
dont l'organisation et la vie sont si différentes de celles
de son maître.

« Mais comme, d'autre part, on n'en procède pas
moins, vis-à-vis de lui, toujours d'après une certaine
analogie avec la médecine de l'homme, je n'en persiste
pas moins non plus à penser qu'eu égard à toutes les
différences qui distinguent ces deux êtres, objets de
nos plus sérieuses études et de nos plus vifs attache-
ments, il y a toute possibilité, et sans danger aucun, de
donner la préférence à la *méthode analogique* que je
propose.

« Et pour terminer enfin, messieurs, par des preuves

concluantes et authentiques de ce qu'on peut obtenir à ce sujet, voici le résultat des expériences que j'ai tentées à l'école impériale de cavalerie de Saumur :

V

A. — *Observations. Traitements.*

« *Première observation*. En octobre 1860, un cheval d'attelage, de grande taille, de race hollandaise, atteint d'un farcin chronique, traité *inutilement depuis trois mois*, présente des boutons pustuleux, croûteux, et des *cordes farcineuses* à l'avant-bras droit et dans toute l'étendue de la face interne de la cuisse droite; le poil est piqué, la maigreur augmente, l'appétit diminue, l'apparence est triste.

Traitement: *China* 12ᵉ, une goutte [1] dans 200 grammes d'eau, à prendre à jeun en six jours. Amélioration progressive, forces relevées, appétit bon.

« Le 12ᵉ jour, *mercurius solub.* 24ᵉ, gᵗᵉ 1, à j., à prendre, *idem*.

Ces deux remèdes ainsi alternés à distance voulue triomphèrent de la maladie en moins de cinq à six semaines. — *Sulfur* termina heureusement.

« *Deuxième observation*. A la même époque, un cheval de cavalerie légère présente, après un traitement infructueux de *cinq mois*, une plaie pénétrante de l'é-

---

[1] J'ai employé de préférence les gouttes, sans croire cependant à leur plus puissante action qu'à celle des globules.

paule gauche, avec trajet fistuleux sous-scapulaire abou-
tissant à une côte cariée, disait-on.

Silicea 30ᵉ, donnée à divers intervalles, plusieurs
fois, et en *dynamisant* à mesure la dilution, de manière à arriver à la 60ᵉ, 100ᵉ, 1,000ᵉ, produisit une guérison radicale en moins de cinq semaines.

« *Troisième observation*. En janvier 1861, un cheval
d'attelage, âgé de 5 ans, acheté depuis peu, est atteint,
par suite d'un refroidissement humide, d'une angine
très-intense accompagnée d'une très-forte diarrhée sé-
reuse, fièvre, etc., etc.

« Guérison en dix jours, par une solution de *dulcamara* 12ᵉ, donnée trois matins consécutifs, et de *mercurius* 30ᵉ, donnée de la même manière, après intervalle.

« *Quatrième observation*. En février, une belle jument de sang, en ville, nous offre tous les symptômes
de la *morve chronique*, savoir : toux incessante, jetage
abondant, infect, verdâtre, accompagné d'épistaxis répétées provenant d'ulcérations de mauvaise nature au
fond des naseaux, glandes engorgées, etc.

« Amélioration notable de la toux par *belladona* 24ᵉ,
des épistaxis et des ulcères, par *mercurius* 30ᵉ. — On
alterna souvent ces deux remèdes.

« Au bout de cinq semaines cette jument fut *jugée
capable de reprendre* son service. *Était-elle guérie ?*

« *Cinquième observation*. Cheval entier, arabe, de
petite taille, cinq ans, très-vigoureux, est atteint d'une

angine *croupale* très-vive, avec engorgement des glandes sous-maxillaires, et accompagnée d'un cornage suffocant.

« Guéri en douze jours par *bell.*, *merc.*, *hepar sulfuris*. On a dû alterner en laissant toujours entre eux le temps d'action voulu.

« *Sixième observation*. Au 1er mars 1861, grosse jument empâtée, lymphatique, venant d'être achetée, quatre ans, offre tous les symptômes d'une affection typhoémique, avec une toux sèche et une complète inappétence, air triste. — *Gravité.*

« Guérie en quatorze jours, par *aconit* 24e *bellad.*, *id.*, *rhus*, *bryone* 12e, donnés successivement d'après les indications.

« *Septième observation*. Bonne jument de service, très-vigoureuse, huit ans, est prise d'une *pneumonie* franche à *gauche*, avec hépatisation rouge.

« Complétement enrayée en huit jours et mise en convalescence par *aconit*. 12 et *bryone* 12, alternés matin et soir durant trois jours.

« En avril, une jument de cette force, affectée de la même maladie, traitée par les antiphlogistiques, purgatifs, sétons, *mourait* le neuvième jour, du *tétanos!*

« Prié peu de jours avant, par M. le général commandant l'école, de donner un avis en pareil cas, nous déclinâmes notre impuissance, en ajoutant que très-probablement le tétanos était la suite du traitement : le séton, comme toute autre blessure, venant de produire déjà, en cette saison, dix cas de tétanos! qui tous *avaient* succombé aux moyens ordinaires.

« *Huitième observation*. En mars 1861, jument de sang, quatre ans, nouvellement achetée pour la selle, présente une *pneumonie* au côté *gauche*, avec symptômes typhoïdes, fièvre grave, etc. Cette jument est encore sous le coup de la préparation à la vente, méthode des plus désastreuses et sur laquelle il est urgent d'appeler l'attention du gouvernement.

« Guérie en vingt jours, par *bryone* 30ᵉ, *china* 12ᵉ et *aconit* 24ᵉ, donnés chacun pendant trois jours matin et soir, à deux jours d'intervalle. *Sulf.* a fini.

« *Neuvième observation*. Cheval d'attelage, taille de réserve, sept ans, est pris d'une angine simple avec toux et fièvre, etc.

« Guéri en cinq jours, par *bell.*, donné deux jours de suite matin et soir.

« *Dixième observation*. Cheval de cabriolet, taille de ligne, acheté tout nouvellement, quatre ans, est pris d'une *pneumonie* typhoïde à *gauche*, empâtement, lymphatisme exagérés, pas d'appétit, diarrhée atonique; *gravité*.

« Guéri en seize jours par *dulcamara* 6ᵉ, *bryone*, 12ᵉ; administrés successivement et *merc.* pour finir.

« *Onzième observation*. Belle jument carrossière, cinq ans, nouvellement achetée, *pneumonie* franche à droite, à la période d'hépatisation.

« Guérie en quinze jours par *acon. bry. chin.* 12ᵉ, donnés pendant deux jours chacun à un jour d'intervalle.

Douzième observation. Une jument pouliche appartenant à un capitaine instructeur est prise de violentes coliques, avec diarrhée verte abondante.

« Guérie en une nuit par *chamomilla* 6°.

« A la même époque, mouraït, en quarante-huit heures, de violentes coliques *enterorrhagiques*, un étalon de prix, de quatre ans, qui était une des gloires des haras de l'école. Ce magnifique animal succombait, d'après notre opinion formulée hautement alors, autant des suites du traitement *allopathique* que de celles de la maladie.

« Je n'insisterai pas, Messieurs, sur le nombre de ces observations qu'il me serait facile d'augmenter; je ferai seulement remarquer que nous avons eu, comme on a pu le voir, plusieurs cas très-graves, et que *tous* cependant *ont guéri* en peu de temps et *sans frais appréciables.* J'appellerai donc surtout votre attention sur la simplicité facile du traitement et sur son économie.

« Maintenant, Messieurs, pour en revenir à cette méthode et à son côté pratique basé sur l'ANALOGIE; vous avez pu voir que les remèdes ont été assez variés et ont dû l'être, d'après les cas individuels de chaque maladie, de chaque période.

« En effet, s'il y a malheureusement une infinie variété de cas morbides, de symptômes chez les animaux comme chez nous; nous sommes heureux de pouvoir dire qu'en retour, il y aussi une infinie variété de remèdes; de telle sorte que nous pouvons parfaitement répéter avec *Lucrèce,* ce beau vers qui traduit si bien toute l'élévation de sa pensée et de la nôtre :

Mille mali species, mille salutis erunt.

« Ce n'est donc pas le REMÈDE d'une maladie que je vous apporte, mais bien une MÉTHODE pour en chercher, et qui permettra de trouver celui de *chaque* cas morbide, de *chaque* individualité, de *chaque* période.

« Ce n'est pas davantage la *médecine du Nom*, comme l'enseigne l'école officielle, que nous recommandons; mais bien celle de chaque état morbide, étudié, caractérisé en lui-même. Les observations que je viens de vous exposer, quoique tronquées, fournissent une preuve positive de ce mode de traitement, qui pour paraître simple, n'en est pas moins d'une application difficile, d'une sérieuse attention et d'un intérêt immense.

« Je ne sais, Messieurs, si je me suis bien fait comprendre, si je n'ai pas trop abusé de votre bienveillance; dans tous les cas, je reste à votre entière disposition pour répondre à tous les renseignements qu'il vous plaira de me demander. »

VI

B. — *Argumentation.*

Cette exposition achevée, M. le président donne la parole à M. Renault, qui s'exprime à peu près dans les termes suivants :

M. Renault. — Si j'ai bien compris, monsieur, tout ce que vous nous avez dit, je distinguerai deux points saillants dans votre exposition :

« 1° Une série, une proposition de divers traitements;

« 2° Des observations ou expériences à l'appui.

« Quant à vos propositions de traitements, variés suivant les divers cas, je ne vois pas là de *méthode* générale de thérapeutique positive, fondamentale.

« Quant à vos expériences, je crois bien qu'elles ont été telles que vous nous les donnez; mais, qui nous prouve que d'autres traitements n'eussent pas eu le même résultat?

« J'aurai donc à vous demander, monsieur, de préciser votre méthode de thérapeutique, et de nous en fournir, avec des preuves *authentiques nombreuses*, la démonstration positive. C'est-à-dire, je voudrais qu'il pût nous être affirmé par *certificats officiels*, que la maladie avait bien tel caractère, qu'elle avait résisté aux traitements connus, qu'elle avait été confiée à votre savoir, et définitivement guérie par vos procédés nouveaux. Voilà, monsieur, ce que je désirerais.

M. le docteur Perrussel. — Tout en vous remerciant, monsieur, des objections ou observations que vous voulez bien m'adresser, vous me permettrez de m'en étonner un peu, car :

« 1° Pour répondre à la première, je croyais avoir assez insisté sur la *méthode* que je propose, et avoir été suffisamment compris. Je ne crois pas avoir parlé de *propositions*, de *séries* de traitement, mais bien d'*une méthode*, celle de *l'analogie*, consistant, ai-je dit et répété, dans la SIMILITUDE parfaite d'un remède avec les symptômes et signes du mal. — J'ai même ajouté, à ce sujet, pour exemple, le fait de la *vaccine*, et j'ai de plus parlé de la nécessité absolue d'étudier à nouveau les médicaments pour arriver à en connaître les propriétés *naturelles, positives* et *pures*.

« Je vous demanderai donc à insister sur ce que je croyais avoir longuement et assez expliqué, savoir :

« Qu'*il s'agit d'une méthode nouvelle en thérapeutique, celle de l'*ANALOGIE, *consistant en deux faits principaux :*

« 1° D'une part l'étude complète de la maladie et de l'individu, dans toutes leurs particularités caractéristiques ;

« 2° D'autre part, la recherche, dans les médicaments *étudiés à nouveau*, de celui dont les effets *patho-génétiques* correspondront le plus avec l'*individu* malade, avec le *cas donné* à guérir.

« J'espère, messieurs, être compris de vous, à présent ; veuillez donc établir dans votre esprit, entre cette méthode et toutes les autres, les différences qui la distinguent réellement.

« Quant à votre deuxième observation, à propos du manque d'authenticité de mes expériences, monsieur, il me serait impossible d'y souscrire. D'abord, je croyais qu'en ayant opéré sous les yeux de l'autorité, et avec le concours d'un vétérinaire en second, attaché à l'école, l'authenticité de mes actes devait vous offrir une garantie suffisante. De plus,

« Quant à la question des certificats, je ne sais comment vous la considérez, monsieur, en médecine vétérinaire ; mais, chez nous, elle est complétement condamnée.

« D'ailleurs, en proposant cette nouvelle méthode à l'État, je n'ai qu'un but, celui de le faire profiter d'un immense progrès dont bénéficient déjà l'Allemagne, l'Angleterre, la Suisse, la Belgique, l'Italie, etc., etc.

« Je n'ai, du reste, dans la question aucun intérêt

personnel ; je ne suis pas vétérinaire, vous le savez, et ne puis prétendre à aucun des avantages qui peuvent résulter de l'enseignement et de la pratique de cette méthode ; mais je ne vois pas pourquoi, la science et l'étude ouvrant à tous le champ de l'inconnu, je ne m'y poserais pas comme tout autre, en libre travailleur, et ne chercherais, moi aussi, à pénétrer la vérité. Or je crois, avec beaucoup d'autres, que nous l'avons trouvée, et ne veux avoir d'autre mérite que celui de vous l'annoncer en ce moment.

« Ce que j'ai fait n'est rien, messieurs, à côté de ce que vous ferez vous-mêmes, une fois à l'œuvre ; j'ai voulu vous faire voir la route nouvelle ; c'est à vous maintenant non-seulement de nous y suivre, mais bien de nous dépasser.

« Demandez au ministre la reprise des expériences, sous vos yeux, et je suis certain que vous n'aurez qu'à vous louer de la méthode.

M. Renault. — Monsieur, si je ne me trompe alors, la méthode que vous appelez *analogique* ne serait-elle pas tout simplement de l'*homœopathie ?*

Le docteur Perrussel. — Je crois, en effet, monsieur, que vous avez parfaitement compris, cette fois, et, pour vous le dire franchement, cette méthode est puisée tout entière dans la médecine *homœopathique*, mais n'est pas de l'homœopathie *absolue*.

« Je n'ai pas l'habitude de cacher mon drapeau, messieurs, mais je n'avais pas cru nécessaire de vous le développer tout entier ; il y a des noms, des idées, qu'il n'est pas toujours bon de prononcer trop haut, avant que leur heure ne soit arrivée. Mais, puisque vous avez deviné ma pensée, j'avouerai que c'est à la médecine de mon maître Hahnemann, que j'ai emprunté la réforme que je vous propose.

« Il ne faudrait cependant pas, messieurs, à cause du rapprochement que vous avez reconnu, suspecter la méthode nouvelle. La médecine homœopathique a fait ses preuves depuis longtemps déjà; elle a conquis ses droits de cité à peu près partout; elle est pratiquée sur le globe entier, elle a même des hôpitaux, des enseignements en Angleterre, en Espagne, en Allemagne, en Belgique surtout, avec les plus grands succès; depuis ces dernières années en Amérique, en Australie, etc., etc.; et elle n'a pas empêché un ministre de m'honorer d'une mission spéciale pendant le choléra de 1854.

« De plus, je dirai encore, que cette médecine a exercé déjà, en France, une telle influence sur les écoles dissidentes, que bien des changements heureux ont été opérés par celles-ci. Ainsi, outre des modifications importantes apportées aux doses de certains remèdes, et dont on a recueilli, par là même, les meilleurs effets, n'avons-nous pas vu M. le professeur Trousseau aller plus loin encore, et créer, comme je vous l'ai dit, la médecine dite *substitutive*, par imitation avec la nôtre; mais qui n'aura jamais, quoi qu'on fasse, l'ombre de ressemblance avec elle, quel que soit le soin que cet éminent professeur ait voulu mettre à s'en rapprocher.

« Mais pourquoi n'ai-je pas présenté mon idée sous l'égide puissante de l'homœopathie? J'avais à cela une raison trop bien fondée pour ne pas m'y conformer.

« Je vais vous la dire :

« Dans l'homœopathie, la ressemblance entre le remède et le mal peut être presque *absolue;* tandis que, dans la méthode *analogique* que je propose, elle ne sera jamais que *relative;* c'est-à-dire que les expériences ayant été faites sur l'homme *en santé*, celui-ci a très-bien pu donner tous les renseignements sur ses impressions. Sur le cheval, rien n'a été fait et ne pourra être fait de ce genre; de telle sorte que s'il y a de grandes probabilités pour qu'on arrive à une ressemblance presque complète entre les sensations de l'homme malade et celles de l'homme sain, il n'en sera jamais de même pour le cheval. Voilà pourquoi je n'ai pas cru devoir appeler médication *homœopathique*, mais bien *analogique*, la méthode que je propose.

« Du reste, messieurs, je vous abandonnerais facilement le nom, s'il devait vous contrarier le moins du monde, tant je suis convaincu que ce que vous désirez par-dessus tout, ce n'est pas de jouer sur les mots, mais bien de vous éclairer sur la valeur des principes, des moyens qui vous sont proposés.

« Or, les principes qui président à la nouvelle réforme, et qui méritent toute votre attention, sont les suivants :

« 1° Étudier à nouveau les médicaments sur l'homme à l'état sain, pour en recueillir les propriétés *pures*.

« 2° Appliquer à une maladie parfaitement reconnue le remède ayant avec elle le plus *d'analogie* possible, d'après ces aphorismes de nos deux grands maîtres en médecine : *Vomitus vomitu curatur. — Similia similibus curantur (Hippocrate. — Hahnemann.)*

M. Renault. — Je suis obligé, monsieur, en raison

justement de la valeur que vous attribuez à votre méthode, d'insister pour que vous nous fournissiez un *grand nombre* de faits scientifiquement *relevés, attestés par un bon nombre aussi de signatures.*

Le docteur Perrussel. — Je crois comme vous aussi, monsieur, qu'il vous faut absolument des preuves positives pour donner suite et gain de cause à ma proposition; mais je persiste à dire aussi, que je ne connais pour cela qu'une seule voie honorable, celle de l'expérimentation *officielle* dans nos écoles. Là, au moins, vous aurez tous les éléments de la réussite, toutes les garanties de la science, de la vérité. Je prierai donc la commission de vouloir bien demander à S. Exc. l'autorisation de la reprise de mes expériences dernières. (*Pas de réponse !*)

M. le docteur Boudin. — Vous nous avez dit, monsieur, que l'homœopathie était très-répandue en Allemagne, et y avait même des hôpitaux et des enseignements.

« Je suis très-étonné de cela, car, après la paix de *Villafranca*, ayant employé un moment de congé à visiter l'Allemagne, je n'ai rencontré nulle part, ni d'*hôpital* homœopathique, ni même de *médecin* pratiquant cette méthode.

« J'ajouterai même, monsieur, que *je suis si peu en opposition* avec cette médecine, que, si je trouvais *un fait* bien démontré, une guérison bien scientifiquement établie pour moi, appartenant à cette thérapeutique, j'*adopterais* franchement son drapeau.

Le docteur Perrussel. — Je vous avouerai, monsieur,

qu'il me serait bien difficile de vous convaincre, à propos des hôpitaux et enseignements qui existent en Allemagne, si vous n'ajoutez pas foi aux documents nombreux que nous possédons à ce sujet.

« Des ouvrages importants, des journaux mensuels pourraient vous renseigner également et vous satisfaire, mais pour cela il faudrait les consulter. Du reste, monsieur, il ne peut convenir à mon caractère, dans cette enceinte comme dans toute autre, d'avancer un fait qui serait une grave impudence; pas plus qu'il ne pourrait vous appartenir, à vous, monsieur, de le nier, s'il était réellement vrai.

« J'oserai donc affirmer, messieurs, avec toute l'autorité de notre histoire médicale : qu'en Allemagne, et notamment à Vienne, à Leipzig, des hôpitaux et des enseignements existent. Je dirai même que des dispensaires où se donnent journellement des consultations gratuites, ont lieu à Paris, sous les yeux de l'autorité; que l'un d'eux même y a été fondé sur la paroisse Saint-Laurent par M. le curé, et qu'il y obtient un succès des plus remarquables. J'ajouterai encore qu'en Belgique, à Bruxelles, un pareil dispensaire y rend chaque jour des services de plus en plus admirés et bénis de la classe nécessiteuse. Enfin, faut-il vous apprendre, messieurs, que la statue de Hahnemann a été érigée, par ordre de l'autorité, sur la plus belle place de Leipzig, et que sa médecine est, dans toute l'Europe, protégée par des rois, des souverains, des princes, qui l'*ont adoptée pour eux-mêmes?*

« Mais nous n'avons pas besoin de toutes ces preuves dont le gouvernement pourra s'assurer sitôt qu'il le voudra; il pourrait nous suffire de regarder chez nous, pour acquérir à ce sujet tous les renseignements nécessaires. En effet, nous pouvons, à Paris même, dans les annales de la clinique des hôpitaux et de l'administration, consulter les services rendus par M. le docteur Tessier, qui, depuis plus de dix ans déjà, a pratiqué *exclusivement la nouvelle méthode*, d'abord à l'hôpital Sainte-Marguerite, puis à Beaujon, et actuellement à l'hôpital des Enfants.

« J'ajouterai que l'hôpital de Thoissey (Ain) a été desservi de la même manière, avec des avantages reconnus hautement par l'administration, et cela pendant *scize années*, sous la direction de notre savant confrère et ami le docteur Gastier, ancien député.

« Je vous signalerai encore l'hôpital de Bourgueil (Indre-et-Loire), dans lequel j'ai eu le bonheur, il y a déjà trois ans, de faire adopter cette médecine.

« Comme vous le voyez, messieurs, les preuves les plus authentiques, les plus honorables, ne manqueront ni à vous ni au gouvernement, quand on sera bien sérieusement décidé à comprendre toute l'importance de cette grande question.

« Je n'insisterai donc pas davantage sur cette objection, et passerai à la seconde que vous m'avez fait l'honneur de m'adresser, monsieur :

« Vous m'avez dit : Qu'il vous *suffirait d'un seul fait bien authentique, bien scientifiquement démontré, pour vous entraîner à passer dans notre camp.*

« Vous me pardonnerez de le dire aussi franchement, monsieur, mais ces paroles prononcées par vous m'étonnent extraordinairement.

« J'ai l'honneur, en effet, de vous connaître depuis longtemps, *M. Boudin*, de nom, du moins. Vous vous êtes acquis dans la science, dans les rangs de la médecine militaire, une position très-honorable, justement méritée, dont vous devez être fier. Mais savez-vous bien à quoi vous devez réellement cette haute position? Je crois, moi, le savoir, et vais vous le dire :

(Mouvement d'attention.)

« A une certaine époque, revenant d'Afrique, où vous n'aviez pas eu à vous féliciter de vos traitements dans les fièvres intermittentes, vous avez, dans un séjour à Marseille, trouvé par vos diverses relations, *au sein de l'homœopathie même*, un moyen plus efficace que les vôtres,

M. le docteur Boudin (vivement). — L'arsenic était connu depuis plus de trois cents ans.

Le docteur Perrussel. — C'est vous qui l'avez nommé, monsieur. — Oui, l'*arsenic* était connu déjà au temps même de Paracelse, mais de quelle manière? On aura beau le nier, c'est Hahnemann qui a été le premier à l'étudier *comme il le fallait*, et c'est lui *seul* qui, par ses expériences sur l'*homme sain*, a appelé l'attention sur ses propriétés *natives;* propriétés dont *certaines* ont une *analogie* parfaite avec *certaines* fièvres d'accès, Or ce sont ces mêmes fièvres que vous avez guéries avec l'*acide arsénieux* dont vous avez eu soin encore de rapprocher les doses de celles de Hahnemann.

(Mouvement, sensation!)

« C'est à ce traitement essentiellement *homœopathique*, puisé *tout entier* dans la méthode *analogique*

que je propose, que vous devez vos principaux succès
en médecine, et c'est à ces mêmes succès, monsieur,
que vous devez la position élevée que vous avez acquise.

(*Silence, étonnement général.*)

« Ainsi, monsieur, vous ne demandez qu'*un fait authentique*, un SEUL qui vous prouve la puissance de l'homœopathie, pour l'adopter ouvertement. Or, en voici
UN incontestable, prodigieux, et c'est VOUS QUI L'AVEZ
PRODUIT.

(*Sensation.*)

« De plus, monsieur, il y a à Paris, au milieu des
nombreux médecins homœopathes qui exercent avec
toute l'honorabilité voulue, plusieurs confrères des
plus distingués que vous connaissez spécialement et
estimez comme ils le méritent; or ces messieurs vous
donneront, *quand vous le voudrez*, des preuves de la
vérité médicale à laquelle, depuis vingt ans, ils ont consacré toute leur foi, toute leur conscience d'honnête
homme, toute leur vie.

(*Silence complet sur toute la ligne.*)

M. X., vétérinaire principal. — Monsieur, il y a bien
des années, en 1834 ou 35, un médecin homœopathe
de Paris, qui jouissait d'une certaine réputation,
M. Gueyrard, avait, disait-il, obtenu plusieurs belles
guérisons sur des chevaux. J'habitais alors la province,
je me mis en relation avec lui, et je puis dire qu'il fut
d'une complaisance rare dans tout ce que je lui demandai.
Je l'avais prié de m'acheter une boîte de remèdes avec
laquelle j'essayai plusieurs traitements qui échouèrent
complétement. — Plus tard, j'appris aussi que ce

même médecin n'obtenait plus les mêmes succès. Depuis lors, je n'ai plus entendu parler de cette méthode
pour les chevaux, et je la croyais tout à fait abandonnée
à ce point de vue.

Le docteur Perrussel. — Je suis d'autant plus heureux, monsieur, de l'observation que vous venez de
mentionner, qu'elle rentre tout à fait dans ce qu'il me
reste à vous dire. Et d'abord, pardonnez-moi la fran-
chise peu modeste avec laquelle je vais m'exprimer,
mais vous ne pouvez ici, messieurs, citer aucun fait
arrivé sur notre terrain, sans que je ne puisse vous renseigner complétement à son sujet; tellement je me
suis identifié avec tout ce qui s'est passé dans notre
école, depuis trente ans bientôt que j'y suis entré.

« Cependant le fait dont vous venez de parler, monsieur, ne m'était pas connu; mais je puis vous dire
que feu M. Gueyrard a débuté à Lyon, où j'étais déjà
docteur en 1833, et déjà élève chez M. le docteur comte
Des Guidi, ɪɴᴛʀᴏᴅᴜᴄᴛᴇᴜʀ de l'homœopathie en France.
À cette époque, nos auteurs allemands n'étaient pas
encore traduits; nous possédions peu de documents, et
la pratique n'était pas arrivée au degré de certitude
qu'elle présente aujourd'hui. Vous comprenez dès lors
que si M. le docteur Gueyrard, dont le talent de praticien est resté pour nous tous comme un bon exemple
à suivre et un honorable souvenir, a échoué dans quelques expériences, à plus forte raison deviez-vous
échouer, vous, monsieur, qui n'aviez aucune des no-
tions nécessaires pour réussir, et qui n'avez sans doute
pas opéré dans les seules conditions nécessaires, indis-
pensables à ce but.

« C'est vous dire, messieurs, que, si notre méthode paraît simple, précise et facile au premier abord, elle est très-compliquée et très-difficile à bien appliquer. Elle réclame, en effet, une très-grande perspicacité, beaucoup de coup d'œil, de mémoire, d'aptitudes spéciales et des études constantes. Outre les nombreuses connaissances nécessaires déjà pour arriver au doctorat, elle en exige d'autres, telles que l'étude de la *pathogénésie*, de la *pharmacopée dynamique*, de la *posologie* nouvelle, etc., etc.

« Il ne s'agit donc pas d'acheter simplement une boîte de pharmacie et des livres pour pratiquer et réussir; non, non! Le praticien, même le plus savant, le plus habile en allopathie, sera incapable de réussir avec nos moyens, s'il n'a d'abord fait un apprentissage avec un collègue versé dans la nouvelle pratique. Ce qui explique les insuccès de MM. Andral et Bailly, en 1835, à Paris.

« Rien ne m'étonne donc, monsieur, dans le fait que vous venez de citer; car, non-seulement, d'abord vous deviez échouer, dans les conditions où vous étiez; mais même M. Gueyrard pouvait très-bien ne pas réussir à cette époque-là, malgré l'espèce d'expérience pratique qu'il paraissait avoir, car, à cette époque, comme j'ai eu l'honneur de vous le dire, nous n'étions pas, en France, en mesure d'opérer avec sécurité et avec fruit comme aujourd'hui.

« Je terminerai donc, messieurs, cette longue exposition en vous énumérant les avantages importants que j'ai reconnus dans notre méthode appliquée à l'art vétérinaire, et dont le budget de l'État pourra, je le répète, retirer les plus grands profits pour l'armée comme pour l'agriculture.

« Les voici :

VII

C. *Avantages de la méthode proposée.*

« 1° *Économie considérable, si l'on considère les doses minimes auxquelles sont données les nouvelles substances médicinales, qui sont venues révéler hautement la puissance de la chimie aromale et des doses infinitésimales.*

« 2° *Administration facile des médicaments substitués aux nombreuses difficultés, et souvent même à l'impossibilité que l'on rencontre dans la pratique vétérinaire pour faire prendre des drogues à doses élevées, sous une forme très-sapide ou odorante.*

« 3° *Guérison et convalescence plus rapide; séjour moins long aux infirmeries; incapacité de travail de beaucoup abrégée; sensible diminution dans les pertes, surtout dans celles qui sont occasionnées sur les jeunes chevaux par les maladies dites d'acclimatation.*

« 4° *Nombreuses tares évitées, notamment celles de la peau, qui résultent d'applications révulsives, épispastiques, sous la poitrine, au passage des sangles, et qui mettent hors de service beaucoup de chevaux vigoureux.*

« 5° *Sûreté plus précise dans le traitement, une fois la maladie bien déterminée.*

« 6° *Grande facilité de transport pour la majorité des substances médicinales (le vétérinaire pouvant en renfermer la plus grande partie dans sa giberne-trousse).*

« 7° *En campagne, immense avantage de cette méthode qui permet une médication prompte, immédiate; car elle n'exige pour être administrée qu'un peu d'eau ou même un fragment de pain, et au besoin peut se passer de tout véhicule.*

« Ces avantages, messieurs, méritent d'être pris en sérieuse considération par vous, car ils ont été rédigés, ainsi que les observations cliniques, par le chirurgien vétérinaire de l'école qui nous assistait; il n'y a donc aucun moyen d'en douter.

M. le général Bougenel, président. — En résumé, monsieur le docteur, vous demanderiez que S. Exc. le ministre autorisât, sur notre demande, la *reprise officielle* de vos expériences?

Le docteur Perrussel. — Oui, monsieur le président, je ne demande que cela; mais sous les yeux d'une autorité plus compétente, si possible; que ce soit à Saumur ou à Paris, peu m'importe.

M. le président. — Nous allons attendre alors, monsieur, le mémoire que vous avez adressé à Sa Majesté et à S. Exc. le ministre de la guerre, et nous vous ferons ensuite part de notre décision.»

Sur ce, la séance fut levée.

Quant à la *décision*, hélas! je l'attends encore!!!

VIII

5° *Conclusion.*

Je me retirai bien convaincu, de la peine inutile que je venais de prendre à nouveau; car il ne devait probablement être donné aucune suite à ma proposition, qui allait être appelée à subir la destinée des choses et des idées nouvelles; c'est-à-dire celle que peut seule leur créer l'initiative d'un homme de bien et de génie.

Où est-il et le trouverons-nous?

Notre histoire, hélas! est pleine de ces péripéties douloureuses, qui nous rappellent comme de tristes souvenirs les lenteurs, les luttes qu'ont dû subir la plupart des découvertes. Et pour ne citer qu'un seul exemple, que serait devenue la vaccine, sans l'initiative puissante et généreuse de M. le duc de la Rochefoucault, notre ambassadeur alors en Angleterre?

Espérons donc que notre bienfaisante médecine, pour le triomphe de laquelle je n'ai pas cru déroger, en prenant, cette fois, une voie si différente, trouvera bientôt, elle aussi, vis-à-vis du pouvoir, un initiateur d'un esprit aussi élevé et d'une âme aussi généreuse.

Et en attendant ce beau jour, nous tous qui travaillons à cette réalisation, ne laissons refroidir ni notre foi, ni notre zèle dans une mission aussi vraie, aussi utile que la nôtre. Pour ma part, je ne négligerai aucune occasion de prouver, de plus en plus, la supériorité d'une médecine qui a sa base, sa légitimité, dans les œuvres d'Hippocrate et l'École de Montpellier, et qui est appelée à rendre à l'humanité les plus grands services, après avoir rendu à notre profession la dignité, la considération qu'elle est en voie de perdre.

Et si, comme une voix auguste l'a proclamé avec l'accent d'une conviction sincère :

L'Opinion publique remporte toujours la dernière victoire...

Ne devons-nous pas nous consoler de nos sacrifices, de nos déceptions, en nous reposant sur ce prochain avenir !

Nous sommes à cette heure, il est vrai, les faibles et les vaincus, comme tous les apôtres le furent aussi au début de toutes les grandes vérités; mais, patience et courage ! les vaincus de la veille ne sont-ils pas souvent les vainqueurs du lendemain? Notre histoire moderne pourrait nous en fournir trop de preuves consolantes.

Qu'il me soit donc permis, en terminant ces lignes que j'ai tenu à rendre publiques, pour offrir un exemple de plus des difficultés inouïes qu'on rencontre à faire le bien; qu'il me soit permis d'espérer qu'elles trouveront peut-être un protecteur, un ami puissant, qui aidera à la réalisation de l'œuvre qu'elles proclament !

Alors, plus heureux que jamais, je pourrai répéter les belles paroles de mon vénérable et savant ami, le docteur comte Des Guidi [1], répondant à Leurs Majestés Impériales à Lyon, lorsqu'il leur fut présenté comme

---

[1] Le docteur comte Des Guidi, ancien inspecteur de l'Université de France, chevalier de plusieurs ordres, appartient à l'une des plus nobles familles de Naples. Il est né en 1769, et doit être, à cette heure, en effet, le doyen des médecins de France. — Voir la biographie que j'en ai publiée dans ma 4e édition de la *Lettre aux médecins français*, brochure in-8° de 140 pages, avec portraits, chez Baillière, 19, rue Hautefeuille.

l'introducteur de l'homœopathie en France, et comme le doyen des médecins de l'empire. Il disait, en effet, s'adressant spécialement à S. M. l'Impératrice :

« Vous êtes la Providence des malheureux, Madame,
« et les pauvres sont habitués à vous bénir. Exaucez la
« prière d'un vieillard qui touche à son siècle. Obtenez
« de votre auguste époux qu'il y ait bientôt en France
« une chaire où l'homœopathie soit enseignée; et moi
« qui n'ai plus que quelques jours à vivre, je pourrai
« dire, comme Siméon : *J'ai assez vécu.* »

Notre prière, à nous, a toujours été la même; puisse Dieu permettre qu'elle soit enfin entendue!

P. S. Comme nous achevions de corriger ces dernières épreuves, nous recevions la lettre suivante que nous n'avons pas cru devoir laisser passer inaperçue :

Monsieur le docteur,

Connaissant tous les efforts et les sacrifices que vous ne cessez de faire pour la propagation de la réforme médicale qui a nom *Homœopathie*, et désireux également de rendre *à qui de droit* la gloire des succès que vos excellents conseils nous ont permis de réaliser, malgré toute l'inexpérience de vos humbles élèves; nous nous empressons de vous adresser les faits suivants qui intéresseront, nous l'espérons, vos nombreux lecteurs, et jetteront peut-être un jour nouveau sur la question importante pour laquelle vous combattez depuis si longtemps, avec tant de dévouement et d'énergie.

Vos bien dévoués et reconnaissants serviteurs,

GERBAULT frères,
Propriétaires et éleveurs.

Saint-Berthevin (Mayenne.)

GUÉRISONS OBTENUES

PAR LA MÉTHODE DITE *ANALOGIQUE*

PROPOSÉE PAR LE Dr PERRUSSEL

Premier cas : Une jument percheronne, gris-pommelé, 5 ans, présente au jarret de la jambe gauche deux vessigons volumineux qui, *pendant un an*, résistèrent à l'application du feu anglais et à la ponction.

En quelques mois, guérison *complète* par *hepar* et *silic.* 30 alternés de 10 en 10 jours.

Deuxième cas : Poulain d'un an, bai clair, demi-sang anglais, offre une atteinte des veines synoviales, par un clou dans le sabot. Gonflement total de la jambe pendant quelques mois, dépérissement complet de l'animal, ulcères continuels çà et là, gagnant même le corps.

Notre vétérinaire conseille de l'abattre. *Hepar* et *silic.*, puis *conium*, achèvent la cure en quelques semaines.

Troisième cas : Fort cheval de trait, race bretonne, 10 ans. Brûlures causées par une chute dans un four à chaux à température presque rouge!... Bouche et narines tellement brûlées, qu'un garçon est obligé, durant le jour et la nuit, de lui faciliter la respiration en aidant l'introduction de l'air à l'aide des mains, lui ouvrant les narines. La peau était percée par plaques de 0,50 à 0,40 centimètres par tout le corps.

Des lotions faites avec la teinture mère d'*Urtica urens* guérissent en deux jours la bouche et les narines.

Les autres plaies ont nécessité un traitement de 30 à 35 jours.

Remarque : Dans tous les cas de brûlures que nous avons traités par la méthode ordinaire, la peau, après parfaite guérison, restait toujours rouge et sans poils dans les parties atteintes par le feu. Avec *Urtica urens*, au contraire, la peau se recouvre très-promptement d'un poil très-luisant.

Quatrième cas : Cheval de trait, 5 ans, écart d'épaule. *Aconitum* remplace la saignée, et *Rhus, tox.* remet en 24 heures l'animal dispos au travail. D'ordinaire, en pareils cas, les chevaux gardent l'écurie de 10 à 12 jours.

Nota : Plus de 20 chevaux atteints de coliques ont été guéris rapidement par *Aconitum* et *Arsenicum*. Il est très-rare maintenant que nos chevaux soient aux prises avec les coliques plus de 15 à 20 minutes. Autrefois, ils se débattaient pendant des heures entières, et quelquefois finissaient par succomber.

Cinquième cas : Une vache primipare, demi-sang de Durham : Oblitération des vaisseaux lactifères et induration dans le pis par trop de lait. Dépérissement de l'animal pendant le traitement d'un empirique. *Aconitum.* rétablit l'équilibre, l'appétit remplace la fièvre en 3 jours.

Chamomilla et *Mercurius* alternés diminuent beaucoup l'induration ; quelques doses de *Phosphorus* donnent un lait plus pur et moins sanguinolent. Enfin, au bout de deux mois, *Hepar* amollit la tumeur et la force à se résoudre par les pis. 60 jours ont suffi pour obtenir une guérison *complète !* Des fermiers voisins ont assuré que la même maladie durait de 4 à 5 mois, et souvent que le passage des veines lactifères restait *obstrué pour toujours.*

Sixième cas : Trois autres vaches prises d'une hématurie datant de plusieurs mois ont guéri en peu de temps par *Ipeca* et *Uva ursi.*

Septième cas : Jument grise, demi-sang anglais, 4 ans. Gourme aiguë, perte de l'appétit, amaigrissement général. *Aconitum* d'abord, *Dulcamara* ensuite, font cesser l'écoulement nasal en deux jours. Une tumeur se forme sous la ganache : deux doses d'*Hepar* la font s'ouvrir. En 10 jours la maladie arrive à une parfaite solution.

Tels sont, monsieur le docteur, les faits qui ont signalé nos débuts dans cette étude; que sera-ce quand des hommes versés dans cette science spéciale appliqueront cette admirable méthode que nous nous efforçons de propager chez tous les éleveurs et agriculteurs des environs!

Certifié conforme à la vérité,

Le maire de Saint-Berthevin, près Laval (Mayenne),

GERBAULT aîné.

En face de tant de faits aussi concluants, quelle raison peut retarder encore l'adoption de notre méthode par le gouvernement? Nous n'en connaissons aucune qui puisse sérieusement se soutenir.

Espérons donc que justice lui sera bientôt rendue !

PARALLÉLISME

ENTRE

LES DEUX MÉDECINES RIVALES

> « Si les paroles nous manquent,
> » les choses parleront assez d'elles-
> » mêmes. »　　　　(Bossuet)

Pourrait-on avoir quelque droit à nous reprocher de nous être occupé, aussi sérieusement, dans nos moments de loisir, d'une médecine autre que celle de l'homme, pour les progrès de laquelle on devine notre but ?

Nous ne le pensons pas; car, en fait de science, de progrès, de service à rendre, rien n'est déplacé; et la preuve toute puissante que nous en avons encore, c'est la voie nouvelle, à ce sujet, dans laquelle l'Empereur lui-même vient d'entrer [1].

Continuons donc nos travaux, nos expériences, en vue du progrès et du Bien qu'il est de notre devoir, à tous, de servir activement.

En médecine, deux doctrines rivales sont actuellement en présence, se disputant les honneurs de la suprématie. L'Ancienne a pour elle les avantages et priviléges du passé; la Nouvelle, encore à l'*index !* comme

---

[1] L'Empereur, par un récent décret, vient de créer une chaire de *Médecine comparée*, c'est-à-dire étudiée et appliquée sur l'homme et les animaux. Nos études pouvaient-elles recevoir une plus belle récompense, et ne devons-nous pas tout espérer d'une pareille initiative ?

le furent la *vaccine*, la *vapeur*, etc., etc., n'a pour elle
que les espérances de l'avenir.

Où se trouve la vérité? Cherchons-la.

La médecine *ancienne*, celle que l'*on croit* enseigner
et pratiquer dans les écoles et les hôpitaux, a-t-elle bien
réellement raison de s'enorgueillir autant de ses procédés, pour refuser droit d'examen à toute autre?

Est-elle bien réellement Une et positive, cette médecine que l'on cherche à présenter telle? N'est-elle pas
variée, *incertaine*, comme l'affirment ses professeurs et
ses praticiens *officiels* ou autres?

Voyons donc, aussi rapidement que possible, l'opinion que proclament à son égard les hommes les plus
éminents que notre simple mémoire peut nous rappeler; voyons sur quelle base scientifique reposent ces deux
méthodes de l'*Art de guérir*, qui se disputent l'honneur
d'être, chacune,

La Vérité en Médecine.

Et d'abord, quel est le point de départ, le berceau
de la prétendue médecine des écoles?

C'est Hippocrate, nous dit la tradition, qui dans ses
œuvres a exposé les enseignements qui ont dirigé les
médecins depuis lui; voilà son origine légitime, scientifique et honorable. Très-bien.

Mais Hippocrate, dont le génie immense l'a fait appeler le *Père de la médecine*, a été bien plutôt un
profond observateur qu'un dogmatiste. Il a consacré sa
longue carrière à l'étude des maladies dont il s'est ap-
pliqué à suivre les périodes, les crises, les terminai-
sons, en ne prononçant leur diagnostic et pronostic
qu'alors, c'est-à-dire ainsi, en ne hasardant ni ne

compromettant rien. Il n'a pas établi de thérapeutique.

Dans tout ce qu'il a avancé à propos de traitement, il a agi avec la plus *grande réserve*, et s'il a prononcé, pour certaine raison, le *vomitus vomitu curatur; le vomissement guérit le vomissement* (méthode homœopathique); il a dans d'autres circonstances, également consacré le *contraria contrariis curantur*; les *contraires guérissent* (méthode allopathique).

On peut donc affirmer qu'Hippocrate, au milieu des services immenses qu'il a rendus, n'a pas formulé de méthode UNIQUE, fondamentale, de guérir.

Inutile d'insister à ce sujet; tous les fondateurs de systèmes pourront retrouver leur point de départ dans les œuvres du grand maître, mais aucun ne pourra prouver que ce génie extraordinaire, ait positivement découvert, formulé, enseigné une MÉTHODE spéciale.

La SCIENCE de l'art de guérir n'était donc pas faite quand il mourut, et elle ne le fut pas davantage, par ses successeurs, jusques et y compris Galien.

Ce dernier, doué d'un esprit inventif et dominant, ne put s'en tenir à la méthode d'*observation*, et crut devoir, au lieu de laisser agir la nature, la *diriger* et lui *commander*. Il se posa donc en novateur.

Ce fut lui qui fonda la *première* méthode de traitement, basée sur un des aphorismes d'Hippocrate, sur le

Contraria contrariis curantur,

Les contraires sont guéris par les contraires;

c'est-à-dire le froid par le chaud, le sec par l'humide, le resserré par le relâchant, l'insomnie par le dormitif, etc., etc.

C'est sur cette médecine que se sont édifiés tous les systèmes qui ont régné et qui règnent encore ! Les nuances mêmes qui les différencient ne changent rien à leurs effets, à leur valeur. Elles sont toutes dans le faux, comme les faits ne le prouvent que trop.

La méthode des *antiphlogistiques* ou saignées, tant préconisée par Broussais, et dont abusèrent bien plus que lui ses élèves, n'est rien autre chose qu'une espèce de *contraire*, d'*opposition*, appliquée sous le nom pompeux de *médecine physiologique*.

Si nous avions le temps de passer en revue tous les travaux et procédés des médecins, depuis les temps reculés jusqu'à nos jours ; nous verrions que le fond, la raison de leurs systèmes a été de lutter *contre* l'organisme, *contre* la maladie, *contre* les divers symptômes ou signes du mal. Et nous arriverions bien vite à reconnaître que, de tout temps, ces divers procédés, tour à tour vantés et condamnés, ont laissé les esprits sérieux dans les plus grandes incertitudes au sujet de l'art de guérir, ce qui a valu à celui-ci la qualification de *science conjecturale*, deux mots qui jurent d'être ensemble.

Nous persistons donc à croire, jusqu'à preuve du contraire : que les divers procédés employés jusqu'à ce jour, en médecine, n'ont pas répondu aux désirs des malades et des praticiens; et que rien n'est plus fondé, plus honorable que le vœu formulé par tous : de voir le progrès qui envahit tout, aujourd'hui, s'emparer également d'une science que nous regardons, nous, comme la plus utile entre toutes.

Et la preuve que

1° La science n'est pas faite dans l'art de guérir;

2° Que nous avons raison d'en demander l'avénement prochain, immédiat :

C'est le cri de détresse jeté par presque toutes les sommités à ce sujet.

Écoutez, en effet, les principales.

C'est d'abord Paracelse qui s'exprime ainsi :

« Jamais aucune maladie *chaude* n'a été guérie par « des remèdes *froids*, ni une maladie *froide* par des « remèdes *chauds*, c'est-à-dire par les *contraires;* mais « on guérit souvent par les *semblables*. »

Ce qui veut dire par l'Homœopathie.

« Si l'on vient à peser mûrement le bien qu'a pro-« curé aux hommes une poignée de vrais fils d'Esculape, « et le mal que l'immense quantité de docteurs a fait « au genre humain, depuis l'origine de l'art; on pen-« sera avec raison, qu'il serait plus avantageux qu'il « n'y eût jamais existé de médecins. » (Boërhaave.)

Certes, voilà qui n'est guère flatteur.

« Quæ medica appellatur, revera confabulandi, gar-« riendique, potius est ars quàm medendi. » Ce qu'on « qualifie d'art médical est bien plutôt l'art de faire la « conversation et de babiller que l'art de guérir. » (Sydenham.)

De nos jours on n'a pas été moins sévère et plus satisfait à l'égard de cette prétendue science.

Ainsi Bichat a écrit ces paroles mémorables :

« On dit que la pratique de la médecine des écoles est « rebutante, je dis plus : elle n'est pas, sous certains « rapports, celle d'un homme raisonnable, quand on « en puise les principes dans la plupart de nos matières « médicales. » (*Anat. gén., Consid. gén.*)

« Absence complète de doctrines scientifiques en
« médecine, absence de principes dans l'application de
« l'art; empirisme partout; voilà l'état de la médecine.»
(Magendie, séance du 8 j. 1856.)

« La science n'est pas faite en médecine, elle est pour
« ainsi dire toute à édifier. » (Prof. Bouchardat.)

« Que de regrets on éprouve, en voyant tant d'é-
« tudes, de veilles, de génie, dépensés pour obtenir
« d'aussi faibles résultats! que d'erreurs pour quelques
« vérités! » (Valleix.)

Enfin, pour combler la mesure, en face du néant de
cette médecine des écoles, et des progrès de l'homœopathie, écoutez cet autre cri d'alarme jeté par le rédac-
teur de l'*Union médicale*, le 5 février 1853:

« Mes chers confrères, l'homœopathie gagne du ter-
« rain; le flot monte, monte à vue d'œil; la voici en-
« trée par notre gracieuse Impératrice dans le palais de
« César! Où allons-nous, où allons-nous? » (Amédée
Latour.)

Voilà donc cette légitimité, cette dynastie médicale
dont on ose être si fier, parce qu'elle date d'Hippocrate!

Mais, la médecine nouvelle n'a-t-elle pas la même
origine, et plus de droits encore, de se poser en face
du passé?

Hippocrate n'a-t-il pas dit aussi :

« *Morbi plerique his ipsis curantur a quibus nascun-*
« *tur.* » (*De morbo sac. opp.*, t. III, p. 131. *Édition*
Haller.)

Ailleurs : « *Per similia adhibita ex morbo sanatur.* »
(*De locis in hom.*, p. 51.) Et ailleurs encore: « *Vomi-*
tus vomitu curatur. » (Aphor.)

Aphorismes, enseignements qui tous veulent exprimer la même pensée, savoir :

Les maladies peuvent aussi guérir par des maladies semblables ajoutées.

C'est-à-dire, d'après la méthode *homœopathique*, consacrée, formulée plus de deux mille ans après Hippocrate, par son véritable continuateur Hahnemann.

Dans une de ses guérisons les plus remarquables, Hippocrate parle d'un cas de choléra qu'il aurait guéri par l'ellébore blanc (*veratrum alb.*), qui se trouve être vérifié par Hahnemann comme le seul remède ayant *produit* le plus, sur l'*homme sain*, les véritables symptômes du choléra. Aussi, est-ce grâce à ce précieux remède homœopathique, que dans toutes nos épidémies, depuis 1832, nous avons obtenu tant de beaux succès.

Ainsi :

La médecine des écoles, dont le *principe* des *contraires* daterait d'Hippocrate, n'aurait pas plus de raison de se flatter de son origine, que

L'homœopathie qui, par son *principe* des *semblables*, date absolument de la même époque et de la même source.

Or, s'il est prouvé par la plus saine physiologie, comme par la raison et la logique : que la *médecine* des *contraires*, viole les lois de la nature, les efforts instinctifs de l'organisme, en leur opposant des *agents contraires*, *révulsifs*, et en ne tenant ainsi aucun compte des *réactions* vitales à tort provoquées, soulevées, désordonnées et par là toujours funestes ;

Si encore l'expérience et les oscillations si variées

des doctrines prouvent aussi que là n'est pas la VÉRITÉ en médecine, comme ne l'attestent que trop bien l'opinion, les regrets de tant de célébrités;

Ne sommes-nous pas en droit de chercher sérieusement à trouver une voie plus salutaire?

Ne nous sentons-nous pas encouragés, d'autre part, par les sages appréciations de dignes professeurs et maîtres, plus à même que nous d'en juger, et s'étant exprimé ainsi ces derniers temps :

« L'humanité devra de la reconnaissance au fonda-« teur de l'*homœopathie*, pour les conquêtes que son « système fera sur ceux qui sont étrangers à la saine « raison. » (Broussais.)

« La doctrine la plus générale qui existe, est la doc-« trine *homœopathique*. » (Marchal, de Calvi.)

Qu'on ne nous accuse donc plus d'innovation, de réforme, quand il s'agit d'une question aussi importante; quand un besoin aussi général se fait sentir d'y voir naître et briller enfin la vérité.

Nous espérons donc que les nombreux disciples et fervents praticiens de la nouvelle école, répandus déjà sur tout le globe, ne tarderont plus à être compris, estimés et honorés comme ils le méritent.

Nous ne doutons pas non plus que l'autorité supérieure, en face des services immenses que cette médecine est réellement prouvée rendre, sous le rapport de l'*économie*, de la *diminution* de la *mortalité*, de la plus *courte durée* des maladies, d'un *plus grand* nombre par le fait de malades à recevoir dans le même hôpital et avec moins de frais, plus de facilité et d'agréments de toute nature; nous ne doutons pas, disons-nous, que le gouvernement n'admette bientôt cette méthode *positive* de guérir, dans les hôpitaux de la France, comme cela s'est fait déjà à l'étranger dans certaines localités importantes.

Ainsi,

En nous résumant, nous établirons entre les deux médecines rivales ces points de contact et de différence qui doivent les faire juger en dernier ressort, comme étant, l'une ou l'autre, dans le cas d'être scientifiquement et légalement en droit d'être prise comme la seule vraie, la seule officielle :

Points de ressemblance.

1° Toutes les deux ont la même origine, la même tradition, savoir : HIPPOCRATE; donc l'une n'a pas plus que l'autre le droit de se vanter de ses trois mille ans d'expérience, de dynastie, etc.;

2° Toutes les deux exigent les mêmes connaissances premières; il n'y a de différence que pour les dernières études.

3° Toutes les deux ont ou exigent les mêmes droits et diplômes pour leur exercice légal.

Points de différence.

1° Le premier point où elles diffèrent et qui est le principal : est la *méthode*, la *loi directrice*, qui leur sert de guide dans l'étude de la maladie et l'administration du remède.

L'une, en effet, l'*Allopathie*, conseille de traiter par les *contraires*.

L'autre, l'*Homœopathie*, prescrit, impose l'emploi des *semblables*.

L'une dit OUI, l'autre dit NON.

L'une est la NUIT, l'autre le JOUR!

Certes, entre les deux il faut choisir, car entre elles il ne peut y avoir de fusion.

C'est le *to be, or not to be* de Shakspeare.

Cette différence première est fondamentale comme on le voit et ne souffre aucune conciliation; l'éclectisme n'est donc pas ici admissible, comme certains bons esprits le voudraient (*un peu trop pour plaire aux cliens*).

2° La seconde différence, qui est aussi très-importante, repose sur la préparation des médicaments qui ne sont pas employés en nature, *grosso modo, largâ manu*, simplement triturés, bouillis, infusés; non, non!

La préparation des remèdes homœopathiques est poussée à l'extrême division, conservée dans l'alcool, de manière à ne garder que la quintessence des substances, dont on ne donne que des doses *infinitésimales*, au lieu de ces doses massives, brutales, infectes et dégoûtantes dont on sature les pauvres malades en aggravant toujours leur position.

3° Chaque remède, chaque plante, en homœopathie, n'est pas seulement une UNITÉ comme en allopathie, où l'on a : l'*opium*, le *china*, la *quinine*, le *fer*, l'*iode*, etc., etc., à la préparation *première* ou *deuxième* tout au plus; non, non. En homœopathie, chacune de ces substances comme toutes les autres, comme beaucoup même *inconnues* pour sa sœur aînée, sont poussées par des préparations *spéciales* jusqu'à fournir 30, 60, 100. 1,000, 2,000, etc., etc., divisions pour chacune; divi sions, dilutions qui toutes offrent des *forces* différentes d'après les résultats pratiques les mieux établis.

De telle sorte, qu'au lieu d'un china, d'un fer, d'un iode, etc., etc.; l'homœopathie en a 30, 60, 100, 1,000, 2,000 de puissance *différente* chacun.

Que répondre à cela? Et que dire des autres différences qui constituent une si grande supériorité en faveur de la nouvelle méthode?

4° Disons encore cependant que l'allopathie saigne, verse le sang...

Tandis que l'homœopathie, comme l'Église, a horreur du sang, *horrescit sanguine*, et, au lieu de le répandre, cherche par tous les moyens à l'équilibrer, à l'utiliser en conservant ainsi la vie, les forces du sujet.

5° Enfin, pour ne pas pousser trop loin ces investigations toutes en faveur de notre cause :

Quelle différence entre ces deux méthodes, sous le rapport des économies à réaliser, des avantages immenses qui résultent de l'absence de pansements, de vésicatoires, emplâtres, cataplasmes, sétons, etc., etc., dans un hôpital!

Quelle différence par la durée des maladies, pour une plus grande réception de malades, ainsi que pour la mortalité!!!

Enfin, pour conclure et terminer par des preuves authentiques à l'appui de ce que nous avançons, ajoutons le relevé statistique qui a été fait par l'administration centrale des hôpitaux en 1859, à propos de l'introduction de l'homœopathie dans un service officiel; introduction contre laquelle avait porté plainte le corps médical, en s'adressant à S. Exc. le ministre de l'intérieur, M. Dufaure (d'illustre et honorable mémoire), introduction, qu'en face des succès obtenus par l'homœopathie, Son Excellence n'a pas voulu condamner et a autorisée pleinement; non pas en s'érigeant en juge des doctrines médicales, mais en se posant tout simplement comme administrateur et défenseur du Bien des pauvres et des intérêts sacrés des malades. Voici ces preuves statistiques incontestables, prises seulement au sujet d'une des maladies les plus graves :

« *Pneumonie*, M. le Dr Louis trouve sur 106 malades 52 morts, soit 1 sur 3 ou 4 (en *allopathie*).

« M. Chomel trouve une mortalité, à quarante ans, de 1 sur 4 ou 5, dans la même maladie et par la même méthode toujours, c'est-à-dire l'*ancienne*.

« M. Grisolle, lui, compte 6 morts sur 44 malades, soit 1 sur 7! traités toujours, d'après l'*allopathie!*

« Enfin, M. Tessier constate, selon la *médecine homœopathique*, 3 morts sur 40, soit 1 sur 13 ou 14! »

L'administration a plus fait encore, elle a publié *officiellement* la statistique générale de l'hôpital Sainte-Marguerite. Dans cet hôpital, MM. Valleix et Marotte avaient alors 99 lits; ils y traitaient suivant la méthode ancienne et ordinaire des écoles, *celle qui règne encore malgré ses revers!*, et nous tient à l'*index!!*

M. Tessier avait dans ce même hôpital 100 lits, et opérait d'après l'*homœopathie*.

Ici les deux doctrines sont en présence; les termes de comparaison sont plus faciles, les faits doivent avoir une signification irréfragable. Eh bien! les résultats sont hautement en faveur de l'homœopathie. Qu'on en juge :

« Pendant les années 1849, 50, 51, il y a eu dans le service de la médecine ordinaire 411 décès sur 3,724 malades, soit 11 3 100, c'est-à-dire 113 sur 1,000.

« Pendant les mêmes années, il y a eu dans le service de l'homœopathie, 399 décès sur 4,663 entrants; soit 8 55/100; soit 85 sur 1,000. »

Ces résultats sont officiels [1].

Donc, sur un nombre égal de malades, l'homœopathie assure *plus* de *guérisons*. Et avec le même nombre de lits, *plus* de malades sont reçus et traités, ce qui prouve que la durée des maladies a été singulièrement *abrégée*.

En face de pareils bienfaits, nous n'avons plus rien à dire, comme l'a dit Bossuet : *Les choses parlent d'elles-mêmes*.

Il ne nous reste donc qu'à continuer à former des vœux pour que notre médecine soit prise en sérieuse considération et installée comme elle le mérite, dans les écoles et les hôpitaux du gouvernement.

Et, en attendant ce beau jour, sommes-nous bien exigeants en demandant qu'elle soit d'abord, grâce à la chaire nouvelle de *médecine comparée*, employée sur les chevaux ? Est-ce trop d'ambition? Et quelles dépenses, quels dangers à courir? AUCUNES, AUCUNS !!

---

[1] N'oublions pas que M. Tessier est actuellement médecin à l'hôpital des Enfants, et y continue la *même méthode* et les *mêmes succès*.

PARIS. — IMPRIMERIE SIMON RAÇON ET COMP., RUE D'ERFURTH, 1.

www.ingramcontent.com/pod-product-compliance
Ingram Content Group UK Ltd.
Pitfield, Milton Keynes, MK11 3LW, UK
UKHW031818170726
13836UKWH00003B/1459